Impulse und Emotion

Express Abnehmen mit dem FettCode

für Frauen

von Lena Winkler

Express-Abnehmen mit dem FettCode für Frauen

Reportage: Wie ich ohne Diät und Sport 50 Pfund abgenommen habe.

Mit vielen einfachen Erfolgs-Tipps! Von Lena Winkler.

Impulse und Emotionen

Menschen, die nie dick waren haben keine Ahnung, mit welchen Problemen Übergewichtige kämpfen.

Wer nicht "in den Schuhen" eines anderen läuft , bleibt ahnungslos und zeigt oft auch kein Verständnis für die Schwierigkeiten Übergewichtiger. Oft heißt es lapidar: iss einfach weniger und beweg dich mehr, dann nimmst du auch ab.

Ja, schön wärs, aber die Probleme der Menschen, die zu viel Speck auf den Rippen haben, sind komplexer, als diese schlichte Einmaleins Formel. Wer sich gute Ratschläge von anderen anhören muss, bemerkt zuweilen außerdem, einen ungeduldigen Unterton und unterschwellige Vorwürfe, nach dem Motto: reiß dich mal am Riemen. So schwer kann das doch nicht sein. Von nix kommt eben nix! Wer nicht die Disziplin aufbringt, auf zentnerweise Hamburger und turmhohe Torten zu verzichten, darf sich eben nicht wundern, wenn er dick wird.

Diese und andere Binsenweisheiten gehörten zu meinem Alltag. Ich hatte wirklich genug von diesen unaufgeforderten "Hilfsangeboten".

Niemand glaubte mir, wenn ich sagte, dass ich täglich weder Fastfood noch himmelhohe Cremekuchen aß. Oft wurde das mit einem süffisanten Lächeln quittiert. Ich hatte es satt, mich für mein Übergewicht direkt und indirekt zu entschuldigen und mich zu verteidigen. Ich weigerte mich auch, mich für mein Dicksein zu schämen. Schließlich hatte ich zwei Kinder auf die Welt gebracht. Wer übergewichtig ist, und sich nicht vor lauter Schuldgefühlen im Schrank versteckt, wird als "unangemessen" offensiv wahrgenommen. Wer dick ist, hat sich gefälligst dafür zu genieren.

Klar, verletzten mich die Anspielungen, aber ich hatte genug Selbstwertgefühl, um mich davon nicht runterziehen zu lassen. Die Einkäufe im Supermarkt waren ein Spießrutenlaufen. Die schrägen Blicke, wenn ich für die Kinder Nudeln und Schokolade in den Einkaufswagen legte. Diese stummen Demütigungen von anderen machten mich zuweilen aggressiv. Ich empfand es als Frechheit und Grenzüberschreitung, das andere Menschen sich animiert fühlten, auf welche Art auch immer, ihren Senf zu meinem Aussehen zu geben. Trotzdem verkniff ich mir verbale Attacken. Das bedeutete aber nicht, dass ich mich klein machte, sondern einfach, dass ich mich nicht auf den Level dieser Miesmacher und Besserwisser abseilen wollte.

Nach außen tat ich cool: was kümmert es den Mond, wenn ihn der Hund anbellt. Aber ehrlich gesagt, war ich nicht wirklich happy. In Kleidergröße 50 sah ich wie eine Oma aus. Ich war doch jung und wollte auch schöne Sachen aus einer Boutique tragen.

Also kaufte ich gerade geschnittene Hosen und bequeme, geblümte Midiröcke, wie sie in den 70ern modern waren, mit verrückt gemusterten oder gestreiften kurzen, weiten Oberteilen. Das sah extravagant aus. Diese provokanten Outfits waren auch eine Demonstration, dass ich mich nicht von anderen einschüchtern ließ.

Zu Hause lief ich allerdings nur in Jogging Klamotten rum. Meine schlanke Freundin sah irgendwie immer klasse aus, egal was sie trug. Sie war auch sexy in einer löchrigen Jeans mit weißer Bluse.

Ich glaube, von pfundigen Frauen wird erwartet, dass sie sich mehr anstrengen. Wer es schon "nicht schafft" weniger zu essen, um schlank zu sein, der soll sich gefälligst "sauber und anständig" kleiden. Wer dick ist und salopp oder nachlässig in der Kleidung, wird sofort als asozial abgestempelt. Ich stellte mir gerade vor, wie ich in der löchrigen, ausgefransten Jeans meiner Freundin, mit einem alten weißen Herrenhemd , zum einkaufen ging.

Dicksein ist nämlich heutzutage noch immer nicht gesellschaftsfähig und wird gern als Charakterschwäche angesehen oder schlimmer noch, insgeheim als unmoralisch und unästhetisch.

Okay, vielleicht hatte ich zu Anfang mein Übergewicht falsch eingeschätzt, aber irren ist schließlich menschlich. Vielleicht hätte ich schneller auf meine Gewichtszunahme reagieren müssen. Vielleicht wäre dann alles viel einfacher gewesen. Ja, vielleicht?!

Richtig angefangen hatten meine Figurprobleme nach meiner zweiten Schwangerschaften. Ich war nie in ein dünnes Klappergerüst gewesen, aber Kleidergröße 40 kann man ja nun nicht wirklich als Übergewicht bezeichnen. Während meiner ersten Schwangerschaft hatte ich mir 14 kg angefuttert. Die

Pfunde saßen hartnäckig, aber ich wollte mir keinen Stress machen, mit einem sogenannten "After Baby Body". Schließlich war ich nicht Heidi Klum, die schon 6 Wochen nach der Entbindung wieder auf den Laufsteg musste. Also ließ ich es langsam angehen. Ich verzichtete hier und da auf Kalorienbomben und verzichtete strickt auf Alkohol, doch schon nach 8 Monaten war ich zum zweiten Mal schwanger und die Pfunde vom ersten Mal waren noch nicht runter.

Stop, ich will mit meinem Abnehmbericht ganz von vorne beginnen:

Meine Geschwister und ich waren als Kinder "gut im Futter", aber nicht so dick, als dass wir in Schule gehänselt worden wären. Bis zu meinem zehnten Lebensjahr hatte ich ein Doppelkinn, ein kleines Bäuchlein und ziemlich stramme Schenkel.

Nach der Scheidung meiner Eltern, lebten wir bei unseren Großeltern. Das war eine wunderschöne Zeit. Mein Großvater war schon pensioniert und verbrachte sehr viel Zeit mit uns. Opa war schlank und drahtig und immer in Bewegung. Er spielte, bastelte und backte mit uns. Meine Großmutter kochte sehr gern und deftig. Niemand in unserer Familie war wirklich dick. Damit meine ich, nicht wirklich "dick-dick". Unsere Mutter war rank und schlank wie eine Tanne, aber dafür war unser Papa ein richtiger Brummer.

Mein älterer Bruder, der viele Jahre als Schlüsselkind mit meiner Mutter gelebt hatte, verschwand nach seiner Lehre ins Ausland. Alle Jubeljahre bekommen Mutter und ich von ihm eine Ansichtskarte. Aus Südafrika, aus Indien oder wo er eben gerade rumfällt. Jeder von uns hat die Trennung anders verarbeitet. Meine jüngere Schwester ist später auf die schiefe Bahn geraten und in einer Entzugsklinik gelandet. Sie hat sich aber hochgerappelt und ist heute glücklich verheiratet und Mutter eines kleinen Sohnes.

Ich will damit nur sagen, dass familiäre
Veranlagungen und eine schwierige
Kindheit , sicher auch eine Rolle bei
Gewichtsproblemen spielen. Also, wieso
man dick wird, aber vor allen Dingen, wie
man damit umgeht.

Mit 25 heiratete ich. Mein Vater erschien
erst gar nicht zu meiner Hochzeit und
meine Mutter brachte ihren Lover Nr.568
mit.

Zu diesem Zeitpunkt schwankte mein
Gewicht zwischen Kleidergröße 38 und
40.

Paul, mein Mann, war zwölf Jahre älter
als ich. Ich fühlte mich zu älteren
Männern hingezogen, weil ich Sicherheit
und Geborgenheit suchte. Außerdem
schmeichelte es mir ,dass sich ein
erfolgreicher ,älterer Mann für mich
interessierte. Darüber hinaus hoffte ich
insgeheim, dass dieser großer
Altersunterschied dazu beitragen würde,

dass diese Ehe für immer hielt, weil ich
für Paul immer sein kleines, junges, süßes
Frauchen sein würde. Nach meiner
Erfahrung als Scheidungskind wollte ich
einmal meinen Kindern, unter allen
Umständen, eine heile Familie bewahren.

Ja, wie heißt es so richtig: Willst du Gott
zum lachen bringen, erzähl ihm deine
Pläne!

Schon kurze Zeit nach unserer Hochzeit
wurde ich schwanger. Im Nachhinein
denke ich, dass Paul und ich eine Weile
unsere Zweisamkeit als Paar, hätten
genießen sollen, aber hinterher ist man ja
immer schlauer. Wir hatten nur eine sehr
kurze Verlobungszeit und insgesamt
kannten wir uns erst vier Monate, als wir
vor den Traualtar traten. Ich fand diese
schnelle Hochzeit damals sehr romantisch
und auch, dass ich in den Flitterwochen
gleich schwanger wurde.

Meine Schwangerschaft war
unkompliziert. Ich hatte keine
Übelkeitsgefühl in den ersten Monaten

und fühlte mich rundum wohl. Ich genoss das Schwangersein und ich genoss das Essen. Das einzige Problem war mein schwaches Bindegewebe. Ich konnte praktisch zusehen, wie meine Haut sich dehnte und ich entdeckte jeden Tag neue Schwangerschaftsstreifen. Ich versuchte mit Cremes und Ölen dagegen anzugehen, aber ohne großen Erfolg. Egal, ich war glücklich, weil ich wusste, dass Paul mich liebte. Er nannte mich: mein kleiner Kugelporsche!

Wir waren total hin und weg, als unsere erste Tochter zur Welt kam und eine wirklich heile Familie. Wir hatten ein hübsches Einfamilienhaus mit Garten gekauft und so war ich mit Kind, Haus und Garten vollauf beschäftigt. Trotzdem nahm ich nicht ab. Ich fragte meinen Frauenarzt nach einer speziellen Mütter-Diät, aber der wimmelte mich ab und sagte nur trocken: "Ach, das gibt sich bald ganz von allein."

Tat es aber nicht!

Ich hatte gelesen, dass Frauen nach der Geburt eine veränderte Stoffwechsel und Hormone Lage haben und der Körper so lange braucht, wie die Schwangerschaft gedauert hat, um sich zu regenerieren. " Na, dann mach dich mal nicht verrückt , Lena", dachte ich.

Ich ging in meiner neuen Rolle als Mutter und Hausfrau ganz auf. Im wahrsten Sinne des Wortes. Paul machte keinerlei Anspielungen auf mein Gewicht, sondern war zufrieden und lobte meine Kochkünste.

Nach relativ kurzer Zeit wurde ich zum zweiten Mal schwanger. Ich hatte jetzt Kleidergröße 44/46 und fühlte ich mich nicht wirklich wohl in meiner Haut. Ich hatte zwar noch keine gesundheitlichen Beschwerden wegen des Übergewichts, aber ich machte mir Sorgen, wie viel Pfunde ich während der neuen Schwangerschaft wohl zunehmen würde. Als unsere zweite Tochter geboren wurde, hatte ich mehr als 25 kg Übergewicht. Ich war oft müde und kam schnell ins Schwitzen. Manches Mal war ich richtig genervt und fühlte mich überfordert ,mit dem großen Haus und den zwei kleinen Kindern.

Finanziell hatten wir Gott sei Dank keine Sorgen. Paul war befördert worden und nun öfter auf Geschäftsreise. Das Alleinsein tat mir nicht gut und Freundinnen waren eben kein Ersatz für einen Ehemann, der abends nach Hause kam und mit dem ich mich austauschen konnte.

Ich tat alles, um Paul und den Kindern ein schönes, gemütliches Nest zu bauen. Ich bediente ihn, wenn er zu Hause war und kochte seine Lieblingsspeisen. Ich bin deshalb nicht unemanzipiert. Ich empfinde es als völlig normal, dass, wenn ein Partner sich den ganzen Tag in der rauen Geschäftswelt abmüht und das Geld verdient, der andere ihm ein Zuhause bietet, in dem er relaxen kann und sich um nichts weiter kümmern muss. Wäre ich den ganzen Tag "auf der freien Wildbahn" gewesen und Paul hätte sich um die Kinder gekümmert, hätte ich das genauso von ihm erwartet.

Eigentlich war unser Leben wie im Bilderbuch. Wenn Paul an den langen Wochenenden zu Hause war, unternahmen wir tolle Ausflüge und sogar Kurzurlaube an die See. Als Paul vorschlug, unseren nächsten Sommerurlaub in Usedom zu verbringen, hielt sich meine Begeisterung in Grenzen. Mit meiner Figur würde ich ganz sicher nicht einen tollen Strandurlaub verbringen wollen. Ich sagte Paul, dass ich mich sehr auf diesen Urlaub freuen würde und beschloss insgeheim, nun endlich mit einer Diät zu beginnen und konsequent abzunehmen. Hinzu kam, dass ich immer öfter morgens, mit geschwollenen Fingern und Wassereinlagerungen unter den Augen aufwachte. Das Treppensteigen machte mir Beschwerden und sogar normale

Hausarbeit, wie Fenster putzen. Wenn ich mit den Kindern im Garten tobte, war ich nach wenigen Minuten erschöpft und schweißgebadet. Ich hatte, bei warmem Wetter, rote Schwitzstellen zwischen den Schenkeln und unter meinem Busen. Es war also höchste Zeit ,dass ich etwas unternahm.

Ich stöberte stundenlang bei Amazon und konnte mich zwischen 1000 verschiedenen Diätbüchern nicht entscheiden. Sollte ich nun mit einer Intervall-Diät, im Stundentakt abnehmen oder doch besser mit einer "Hypnose Diät"? War eine Basen-Diät das Richtige oder war Heilfasten vielleicht der schnellste Weg , um viele Pfunde zu verlieren?

Sicher war, dass ich Kalorien zählen und abwiegen hasste. Ich fühlte mich dadurch irgendwie entmündigt und fremdbestimmt. Außerdem hatte ich in einer Zeitung gelesen, dass 100 Kalorien in Form von Weißbrot oder Schokolade, eine völlig andere Wirkung im Körper haben, als 100 Kalorien in Form von Gemüse oder Fleisch. 100 Kalorien in Fett oder Zucker, verschließen die Fettzellen und verhindern so eine Gewichtsreduktion, aber 100 Kilokalorien als Gemüse und Eiweiß kurbeln den Stoffwechsel an und man nimmt ab. Kalorienzählen war also nicht nur Stress, sondern auch sinnlos.

Ich brauchte eine Methode, mit der ich schnell und sicher schlank wurde. Heilfasten versprach das, aber auch hier hieß es wieder: wer die Wahl hat, hat die Qual. Es gab Heilfasten mit Gemüsebrühe und Säften. Heilfasten mit Brötchen und Milch. Früchtefasten mit nur Früchten, Gemüse, Kräutern und Nüssen. Beim Molkefasten durfte man einen Liter Molke trinken und einen halben Liter Obstsaft. Zum Frühstück gab es ein Glas Sauerkraut oder Pflaumensaft. Weiter im Angebot ein ayurvedisches Heilfasten, Basenfasten oder Fasten mit Eiweiß, Heilerde und Quark.

Aufgrund meiner Verdauungsbeschwerden entschied ich mich für das Molkefasten und trank am ersten Morgen, wie vorgeschrieben, ein Glas Sauerkrautsaft. Am zweiten Tag, auf nüchternen Magen, ein Glas Pflaumensaft und am 3 Tag kotzte ich den Sauerkrautsaft in hohem Bogen wieder aus. Das war das Ende meiner Heilfastenkur.

Der Anfang ist das Schwerste! Und das Durchhalten und überhaupt ist alles schwer, wenn man so viel Übergewicht hat.

Ich glaube das größte Problem bei so viel Übergewicht ist einfach, dass man denkt: "Wie soll ich überhaupt einen Anfang finden, mit so vielen Pfunden. Warum habe ich nicht gleich die Notbremse gezogen, als es nur 7 oder 8 Kilo waren. Das hätte ich leicht geschafft. Aber jetzt, mit über 50 Pfund zu viel auf dem Körper ein Sportprogramm anzufangen, pack ich doch sowieso nicht, wo ich schon beim spielen mit den Kindern schlapp mache! Und überhaupt, nichts mehr essen und dann noch obendrauf Gewichte stemmen, wie soll mein Kreislauf das mitmachen? "

Außerdem hatte ich wenig Lust in einem Fitnessstudio , zwischen all den Muskel-

Freaks, als Doppel-Wopper durch die Gegend zu wabbern. Nein, danke!

Das waren keine Ausreden, sondern handfeste Tatsachen und Sorgen!

Mein Übergewicht war zu einer Krise geworden und das Essen zu einem Kriegsschauplatz. Ich konnte mich nicht mehr wirklich unbeschwert freuen, weil sich irgendwie alles nur noch ums Essen drehte. Ich will nicht leugnen, dass mich manchmal auch Scham und Wut packte, wenn ich nachts den Kühlschrank räuberte und mir ein Stück kalten Braten in den Mund schob. Ich hatte ein schlechtes Selbstbild, weil der Spiegel mir ein schlechtes Selbstbild zeigte. Was war das in mir, dass sich einer Veränderung widersetzte? Das ganze Gerede von Selbstakzeptanz und sich so anzunehmen und zu lieben wie man ist, ist ja alles schön und gut, aber ich finde man soll sich da nichts vormachen. Ich hasste mich ja auch nicht, weil ich zu dick war, aber ich konnte mir meine Figur beim besten Willen nicht mehr schön reden.

Positives Denken und Selbstliebe bedeutet für mich, seinen Charakter und seine Persönlichkeit zu lieben, aber deshalb muss man noch lange nicht seine Figur, mit 50 Pfund Übergewicht, toll finden. Niemand der Übergewicht hat, muss in Sack und Asche gehen, aber ich finde, dass man sich mit einer gesunden Selbstkritik , ohne Schuldgefühle, betrachten sollte. Ja, ich hatte eine unverwechselbare Identität und Persönlichkeit. Daran änderten auch die Pfunde nichts, aber manchmal ließ mich meine Selbstsicherheit im Stich, weil ich mich mit meinen Essverhalten nicht auf mich selbst verlassen konnte. Ich wollte abnehmen, aber ich konnte irgendwie nicht. Ein idiotischer Widerspruch.

Mein Übergewicht spielte sich nicht nur auf den Hüften ab, sondern besonders im Kopf. Es gab manchmal Situationen, bei denen ich ein mulmiges Gefühl hatte. Z.B.

in einen Aufzug zu gehen. Ich stieg grundsätzlich nur ein, wenn der Aufzug fast leer war. Wer als übergewichtiger Mensch in einen überfüllten Aufzug steigt, kann praktisch die Gedanken der Leute lesen: nee, bitte nicht!

Wenn ich mich mit meinen Freundinnen traf, suchte ich die Cafés und Restaurants nach deren Möblierung aus. Ich bevorzugte Lokale mit schönen langen Sitzbänken.

Der Besuch beim Arzt gestaltete sich als: " Walk of shame", denn ich hatte wirklich Angst, was das Übergewicht mit meiner Gesundheit machen würde.

Ich wurde in Zeitschriften, im Internet und bei Amazon erschlagen mit Angeboten und Empfehlungen zur Gewichtsreduktion. Ein Häppchen hier und ein Häppchen da, aber es gab kein fundiertes Gesamtbild, dass mir die psychischen und physischen Funktionen und Abläufe, von Übergewicht und Abnehmen erklärt hätte. Es gab immer nur ein Buch, mit einer Methode, die natürlich "die Beste" war.

Vielleicht sollte ich mich zu irgendwelchen Gruppentreffen gesellen und mit Gemeinschaftsgefühl abnehmen. Das wäre bestimmt motivierend, aber dann müsste ich für diese Zeit einen Babysitter suchen. Am einfachsten wäre es wahrscheinlich, wenn ich einfach ganz aufhören würde zu essen.

Wer konnte mir überhaupt sagen, was die beste Strategie war, um abzunehmen? Mein Hausarzt war mit seinen warmen Worten genauso wenig hilfreich, wie mein Frauenarzt. Ich suchte eine Methode, auf die ich mich wirklich verlassen konnte. Die mir, unter medizinischen und wissenschaftlichen Aspekten, unter Berücksichtigung meines strapazierten Stoffwechsels und meiner gestressten Psyche, meiner gestörten Darmfunktion und meines Hormonhaushaltes nach einer Schwangerschaft genau, bis ins Detail, die beste und gesündeste Vorgehensweise zeigte.

Ich wünschte mir jemanden, der mich an die Hand genommen und mir genau gesagt hätte, was zu tun ist. Ein Profi, der sich wirklich auskennt und der sagt: So, jetzt mach mal das und das! Es gab diesen Guide, aber bis ich ihn fand, machte ich zunächst eine Sightseeing Tour durch alle Diätprogramme dieser Welt.

Ich suchte im Internet und entschied mich für eine sehr einfache Diät. Abnehmen im Schlaf versprach die wenigste Arbeit und wer schläft der sündigt nicht. Bei dieser Diät konnte ich vielleicht das Hungergefühl verschlafen. Das wäre zu schön, um wahr zu sein.

Natürlich hatte die Sache einen Haken. Die intelligente Diät bestand vornehmlich aus eiweißhaltigen Lebensmitteln und ab 17 Uhr war Schluss mit Chappi. Nachts sollte so der Stoffwechsel unterstützt werden und mehr Wachstumshormone produziert. Ich machte mich schlau und erfuhr, dass diese Methode eine Gewichtsreduktion von 10 Kilo, in 5 Monaten versprach. Das war eindeutig zu wenig. Die Sandmännchen Diät war also keine Option.

Dann las ich in einem Frauenjournal von einer sogenannten Psycho Diät. Mit der Psycho Diät sollte das Unterbewusstsein auf bestimmte gesunde Lebensmittel gepolt werden. Der Grundgedanke der Psycho Diät war, dass man sich zur Bekämpfung seines Übergewichts, mit den Lebensmitteln "auseinandersetzen" sollte.

Da unsere Gefühle oft bestimmen, was und wie viel wir essen und unser Ernährungsverhalten geprägt ist von Vorlieben, Wünschen und Abneigungen aus unserer Kindheit, sprich die durch Aussehen, Farbe und Geruch unsere Konditionierungen locken. Eine bewusste Wahrnehmung der Nahrungsmittel, sollte auf diese Art die kritische Überprüfung unseres Essverhaltens fördern. Es hieß, dass Lebensmittel, die unseren Körper stimulieren "summen" und die, die unsere Seele triggern "winken"! Außerdem sollten bestimmte Lebensmittel wie Bohnen, Fisch und Spinat als Stimmungsaufheller wirken. Das war vielleicht das Richtige gegen meinen "Diät Blues".

Mein Problem war nur, dass alle Lebensmittel, 24/7 so laut summten und winkten, als sei ich beim Woodstock Festival von Oma und Opa gelandet. Meine Kindheit bei den Großeltern, mit Buttercremetorte, Kartoffelsalat mit Würstchen und Speckbohnensuppe, wurde wieder lebendig. Nach einer Woche hatte ich mit der "Seelenwärmer-Diät" 3 Pfund zugenommen.

Als nächstes sagte ich dem süßen Zahn, mit der Zucker-Hang-Over Diät, den Kampf an. Es gab leckere Ananas zum

Frühstück, Vitamin C Shakes und grüne Smoothies. Auch hier warf ich das Handtuch nach kurzer Zeit. Irgendwie hatte ich immer Hunger. Sogar nach dem Essen. Egal, wie viel und was ich aß, schon kurze Zeit später , hätte ich die nächste Portion verputzen können. Das waren keine echten Hungergefühle. Mir hat nicht der Magen geknurrt. Es war nur irgendwie immer ein Druck in mir.

Jetzt war guter Rat teuer, denn bis zu den Sommerferien waren es nur noch 5 Monate. Wie konnte ich in 5 Monaten mindestens 40 Pfund abnehmen oder zumindest so viel, dass ich in einen schönen Badeanzug passte, anstatt in ein wallendes Strandzelt.

Warum war abnehmen eigentlich so schwer? Also bei mir waren es eindeutig die Versuchungen, die ich ständig zu Hause um mich hatte. Wenn man Kinder hat, isst man hier und da mal die Reste von den Tellern und vergreift sich an den

Süßigkeiten. Meine Kinder mochten besonders gerne Nudeln und Soßen. Wie alle Kinder eben. Also kochte ich nicht nur die Leibgerichte, sondern aß sie auch. Hier mal ein Stich Butter, statt gesundes Öl und da mal ein Sahnesößchen mit Speck, statt frische Kräuter und mageres Geflügelfleisch. Das summierte sich heimlich, still und leise.

Der wichtigste Grund aber, warum ich die Kurve nicht bekam, war einfach, dass ich keinen Druck und kein starkes WARUM hatte. Ich mochte mein Übergewicht nicht. Wirklich nicht, aber das war es auch schon. Ehrlich gesagt glaube ich, dass, wenn im Leben alles eitel Sonnenschein ist und man sich von den Schalmeienklängen einlullen lässt, es schwerer wird, den Hintern hoch zu kriegen. Hätte Paul mich mal freundlich ermahnt oder eine Anspielung gemacht, wäre ich vielleicht "aufgewacht".

Ich persönlich denke, aus eigener Erfahrung, dass es einen wirklich starken

Anstoß gibt, von jetzt auf gleich abnehmen zu wollen und das ist, ein Glücksrausch auf Wolke 13 oder eine Depression, mit einem wirklich schweren Leidensdruck und physischen Problemen. Solange man in einem lauwarmen, angenehmen Alltag schaukelt und gemütlich glücklich ist, wird das nix mit dem freien Fall von Bratkartoffeln mit Speck, in Babymöhrchensuppe mit Tofu. Nur über den Verstand schafft man langfristig keine Veränderung. Wünsche und Ziele müssen starke Gefühle auslösen, also schon im Vorfeld erlebbar sein! Aber das ist nur meine ganz persönliche Erfahrung.

Paul und die Kinder beschwerten sich nicht über mein Gewicht und ich selbst war einfach nicht "unglücklich genug", um einen echten Leidensdruck zu empfinden. Die butterweiche, harmonische Alltagsroutine gab mir Sicherheit und Zufriedenheit.

Ich wollte abnehmen. Ja, ganz sicher, aber irgendwie verschob ich das Unternehmen immer auf morgen. Und übermorgen waren dann Feiertage oder Geburtstage oder andere Einladungen, bei denen ich natürlich keine Diät anfangen konnte.

Während ich mit mir und meinen Figurproblemen beschäftigt war, klingelte eines abends das Telefon. Ich erinnere mich noch genau daran, als sei es gestern gewesen. Ich erinnere mich an die kalte Schauer, die mir durchs Blut rieselte. Meine Beine verwandelten sich in Wackelpeter und ich musste mich zusammenreißen, um nicht ins Telefon zu schreien: ich weiß was das heißt. Du kannst mich nicht belügen. Du machst unser ganzes Leben kaputt!

Es war an einem Donnerstagabend im Februar. Mein Mann rief an, um mir zu sagen, dass er am nächsten Wochenende nicht nach Hause kommen würde. Die Dienstreise nach Berlin habe sich verlängert. Ich kannte Paul und hörte sofort in seiner Stimme, dass etwas nicht stimmte. Er log und, welchen anderen Grund sollte es dafür geben, als eine andere Frau! Paul hatte sich vor unserer Ehe ausgetobt. Es musste mit dieser Frau also etwas Ernstes sein. An den Schluss des Telefongespräches erinnere ich mich gar nicht mehr, weil meine Alarmsirenen so laut tönten, dass mir die Ohren schrillten. Ich glaube das nennt man Stress-Tinnitus.

Das war also der Anfang vom Ende. So fühlte sich das also an, wenn eine Ehe den Bach runter ging. Plötzlich war nichts mehr so, wie es einmal war. Ich hatte das Gefühl, in einem führerlosen, rasenden Zug zu sitzen und nicht zu wissen, wie ich ihn anhalten oder wie ich aussteigen konnte. Was tut man am besten, wenn einem das passiert, was eigentlich immer nur anderen passiert? Wie reagiert die moderne, emanzipierte Frau, wenn ihr die Felle davon schwimmen?

Am liebsten hätte ich meine Sachen gepackt, den nächsten Flieger genommen und wäre ans Ende der Welt gereist, aber das ging doch alles nicht. Ich musste stark bleiben und diesen Horror alleine durchstehen. Wegen meiner Kinder. Ich musste vernünftig sein, aber was hatte Vernunft mit Liebeskummer zu tun?

Die Friede, Freude, Eierkuchenwelt war hinüber. Aus dem kleinen, jungen Frauchen, war eine vollschlanke Mama geworden und aus dem fürsorglichen Familienvater, ein testosterongesteuerter Playboy in der Midlife Crisis.

Mr. Right und Lady Perfekt waren Geschichte!

Meine Freundin meinte, ich solle das Ganze gelassen angehen und die Sache aussitzen. Wird schließlich alles nicht so heiß gegessen, wie es gekocht wird. Apropo gekocht. Dieser Donnerstag im Februar war nicht nur der Tag, an dem mein Leben aus den Fugen geriet, sondern auch meine Figur und zwar endgültig . Jetzt war eh alles egal! Warum sollte ich mich jetzt noch kasteien und abnehmen. Ich plünderte die Schokoladen und Gummibärchen Vorräte der Kinder und aß eine große Tafel Krokant Schokolade und eine Familienpackung Haribo in einem Rutsch. Erstaunlicherweise beruhigte mich das. Ich fühlte mich besser! Ich hatte das Gefühl , meiner Seele etwas Gutes getan zu haben. Leider hielt dieses wohlige Gefühl nicht sehr lange an. Schon bald meldete sich mein schlechtes Gewissen , aber ich sagte mir, dass ich in dieser Lebenskrise das Recht dazu hatte, mich mit Essen zu trösten. Andere tranken Alkohol oder rutschten in eine Tablettenabhängigkeit. Da war Essen das kleinere Übel.

Ich überlegte die ganze Woche hin und her, ob ich Paul zur Rede stellen sollte. Letztendlich entschloss ich mich, dem Rat meiner Freundin zu folgen und so zu tun, als sei nichts gewesen. Vielleicht liebte Paul mich immer noch und, außerdem er war nicht der Typ, der verantwortungslos eine Frau mit zwei Kindern einfach sitzen lassen würde.

Also machte ich gute Miene zum bösen Spiel. Ich verwöhnte ihn noch mehr, wenn er daheim war und alles schien auf den ersten Blick normal. Nur unser Sexleben existierte nicht mehr. Paul entschuldige sich damit, dass er überarbeitet und müde sei. Ich beließ es dabei.

Paul plante mit uns den Sommerurlaub und ich wertete das als gutes Zeichen.

Im Juli platzte dann die Bombe.

Er gestand mir, dass er sich in ein 20 jähriges Mädchen verliebt hatte, das nun von ihm schwanger war. Als erstes dachte ich: was stimmt mit dem Mädel nicht, dass sie sich in so einen alten Mann verliebt? Dann fiel mir ein, dass ich ja selbst in dem Alter, auf diese "Silber-Surfer" gestanden hatte.

Irgendwie hatte ich das Gefühl, als würde das ganze Zimmer, in einer großen Welle mit mir davon schwimmen. Ich verlor den Boden unter den Füßen. Aus einem verrückten Impuls heraus, den ich meinen Verlustängsten aus der Kindheit zuschreibe, weinte und bettelte ich Paul an, bei uns zu bleiben. Ich ließ mich vom Stuhl fallen, vor ihm auf die Knie und umklammerte seine Beine. Paul gesellte sich sofort zu mir herunter und nahm mich in den Arm. So rutschten wir beide auf dem Fußboden herum und heulten Rotz und Wasser. Noch heute werde ich rot vor Scham und fange an zu schwitzen, wenn ich daran denke . Es war eine erbärmliche Szene. Paul versprach, sich immer um uns zu kümmern und uns gut zu versorgen. Das war das Ende meiner Ehe.

Ich schaffte es nicht, den Kindern die Wahrheit zu sagen. Ich wollte ihnen die Ängste und Albträume ersparen, die ich als Kind nach der Scheidung meiner Eltern hatte. Meine größte Sorge damals

als Kind war, dass ich nun einen neuen Vater bekommen würde, der mich nicht mag.

Kleinkindern zu erklären, warum Mama und Papa sich getrennt haben, ist sinnlos. Sie würden es eh nicht verstehen, sondern nur enormem Stress, mit vielen Fragen ausgesetzt sein. Außerdem war ich selbst nicht so stabil, als das ich völlig emotionslos mit ihnen hätte reden können. Und welche psychischen Auswirkungen eine heulende und stammelte Mutter auf die beiden gehabt hätte, will ich mir gar nicht erst vorstellen. Hinzu kam, dass ich mich idiotischer Weise auch noch schuldig fühlte. Ich weiß nicht warum, denn schließlich hatte ich die Familie nicht im Stich gelassen, aber mich plagten jede Menge Fragen, welchen Anteil ich am Scheitern der Ehe unbewusst hatte. Ich versuchte diese Bürde zu kompensieren, indem ich die Kinder besonders verwöhnte. Ob ich dadurch eine tolerante und bessere Mutter war, weiß ich nicht, aber in jedem Fall waren die Kinder glücklich und ich hatte mein Gewissen sporadisch entlastet. Ich wollte den Kindern ein solides, emotionales Sicherheitsnetz geben. Wie eine tibetische Gebetsmühle sagte ich Marie und Sophia immer wieder, dass sie mit allen Problemen und Gefühlen zu mir kommen könnten und das es ganz natürlich sei, den Papa zu vermissen, aber, dass der neue Job im Ausland eben sehr wichtig für ihn sei. Für Marie und Sophia hatte Papa einen neue, wichtige Stelle angenommen und konnte deshalb nur sehr unregelmäßig zu Hause sein.

Ich war emotional immer in Alarmbereitschaft. Ich hetzte zwischen zwei Welten ständig hin und her. Zwischen der perfekten Mutter und dem depressiven Trauerkloß. Ich war im Dauereinsatz. Ich fühlte Tag und Nacht eine diffuse Unruhe. Ich wuschelte permanent für die Kinder und suchte mir immer eine Beschäftigung, um mich mit Arbeit abzulenken. Aus einer gesunden

Fürsorge für meine beiden Töchter, war eine fixierte Überfürsorge geworden und aus dem selbstbewussten Superweib, ein jämmerlicher Sauertopf.

Wenn ich einmal etwas für mich tat, und war es auch nur, mich eine halbe Stunde in die Sonne zu legen, empfand ich das sofort als faulen Luxus und konnte die Ruhe außerdem auch gar nicht genießen, weil sofort das Gedankenkarussell, um Paul und seine Neue losraste.

Unter dem chronischen Stresshormon-Feuerwerk entwickelte ich einen Putzfimmel. Wenn ich mich schon innerlich nicht von den schlechten Gefühlen reinigen konnte, dann sollte es wenigstens in meinem Umfeld blitzeblank sein. Jede Woche putze ich die Fenster, saugte täglich die Polster im Wohnzimmer ab, wischte die Regale und Fensterbretter. Im Badezimmer lief ich dann richtig zu Hochtouren auf. Ich scheuerte die Glasur von der Badewanne, wienerte die Armaturen und wischte jede

Ritze mit einem Handtuch trocken. Jeder Wassertropfen am Waschbecken und an den Fliesen wurde gereinigt und jeder Spritze Zahnpasta auf dem Spiegel entfernt. Ich wischte jeden Tag den Fußboden des ganzen Hauses feucht ab. Das Putzen lenkte mich ab, weil ich manchmal sogar das Gefühl hatte verrückt zu werden. Mir war bewusst, dass dieses Verhalten idiotisch war. Das Gefühl, die Ordnung und Sauberkeit des Hauses unter Kontrolle zu haben, gab mir Sicherheit. Der aufgestaute Druck und die Ängste waren so für eine Weile verschwunden, denn ich hatte alles im Griff (. . . . .auf dem sinkenden Schiff)

Der ständige Druck und Kummer, diese Panik zu dekompensieren und meine Kinder nicht mehr versorgen zu können, hielt mich ständig unter Hochspannung und gleichzeitig zermürbte es mich. Ich hatte Angst mit Beruhigungstabletten anzufangen oder abends, nachdem die

Kinder im Bett waren, mich mit einem Glas Rotwein zu entspannen, weil ich dachte, dass ich mich sofort daran gewöhnen würde und das wäre dann der Anfang vom absoluten Ende gewesen.

Die Krisengespräche mit meiner besten Freundin Stefanie halfen nur kurzfristig. Sobald ich wieder alleine war, überfiel mich diese nervöse Anspannung. Stefanie war der beste Trauer Coach den man sich vorstellen kann , aber ich hatte Bedenken, die Freundschaft überzustrapazieren und ihr mit meinem Gejammer auf die Nerven zu gehen. Jedes Mal, wenn ich mit Stefanie sprach, betete ich den Kummer über Paul wie eine Krankenakte herunter. Ich fürchtete, dass dieser Herzschmerz niemals aufhören würde. Für die Kinder musste ich so tun, als sei alles okay. Tagsüber lachte ich mit ihnen, obwohl mir zum Weinen war. Und obendrauf kamen die Sorgen um meine Figur und Gesundheit.

Ich war komplett durch den Wind. Stephanie schleppte Bachblütenessenzen an, die im Akutfall, alle 30 Minuten auf die Zunge getröpfelt wurden und klare Gedanken ins Blut schwemmen sollten. Am Abend war die Flasche leer und mein Geist blieb umnebelt.

Stephanie klebte eine Liste mit Anti-Traumprinz Eigenschaften über Paul an den Badezimmerspiegel, die Paul vom Froschkönig in Jack the Ripper verwandelten. Zugegeben, Stephanie hatte Paul nie wirklich gemocht.

Der Volksmund sagt, dass Majoran und Oregano gegen Herzschmerz helfen. Stefanie hatte das Lager ihres Geschenkeladens geplündert und ungefähr hundert Aromalampen mit Majoran und Oregano Öl im Haus verteilt, bis ich ganz grün im Gesicht war und zugedröhnt , als Liebeskummer-Zombie durch die Gegend schlappte.

Stephanie betonierte mich ein mit Selbstliebe, Selbstwert und

Selbstbewusstseinsbücher, bis zur intellektuellen Kernschmelze und schaute mir ängstlich nach den Augen, wie ein Diabeteshund, der jeden Moment einen Schock erwartete.

Zwei Monate später hatte ich noch einmal 10 Kilo zugenommen. Ich versank in Selbstmitleid und Schwarzwälder Kirschtorten. Jetzt spürte ich deutlich gesundheitliche Einschränkungen. Durch den Stress der Trennung konnte ich nicht mehr richtig schlafen. Ich wachte zehn Mal die Nacht auf und ging zum Kühlschrank, um mich mit Essen zu beruhigen. Meine Gedanken rasten, wie ein Stier in einer grausamen Kampfarena. Natürlich war ich eifersüchtig auf seine neue Liebe. Welche Frau wäre nicht eifersüchtig auf eine 20-jährige! Ich konnte mein Kopfkino einfach nicht abstellen.

Warum war ich für Paul nicht gut genug gewesen? War es vielleicht doch mein Übergewicht? Hatte der Alltag uns verschluckt? Wollte er den Zwängen eines Familienlebens entkommen? Wollte er sich noch mal ausleben, bevor er graue Haare bekam? Fühlte er sich alt und wollte sich als Mann noch einmal richtig beweisen? Oder vielleicht alles zusammen! Warum? Warum? Warum? Eine Endlosschleife an Fragen. Ich wusste es nicht. Ich hatte geglaubt, Paul in und auswendig zu kennen, aber ich wusste nicht, was in ihm vorging. Mein eigener Mann war mir fremd geworden.

Dieser Knall auf Fall Auszug aus Jerusalem, ohne Vorzeichen, konnte nur eine Kurzschlussreaktion sein. Unter diesem Aspekt standen meine Chancen gar nicht schlecht. Schließlich war unsere Ehe nicht zerrüttet . Wir hatten auch keine "unüberbrückbaren Differenzen" gehabt. Die apokalyptischen Reiter einer langjährigen Ehe, die da waren : Entfremdung, Langweile und Gleichgültigkeit, waren nicht durch unser Leben galoppiert. So hoffnungslos konnte die Lage also doch nicht sein. Alte Liebe

rostet nicht, oder? Ich bastelte mir
Strohhalme, an denen ich mich festhielt.

Trotzdem hätte ich mich am liebsten, wie
ein Teenager ins Bett verkrochen und die
Decke über den Kopf gezogen oder wäre
mit Stephanie von Bar zu Bar getorkelt,
aber das ging ja alles nicht. Ich musste
doch funktionieren. Wegen der Kinder.
Jeden Morgen wachte ich IN EINEN
Albtraum auf. Die ersten Sekunden nach
dem Aufwachen waren noch okay, bis
mich dann, wie eine Abrissbirne in voller
Fahrt, mit einem dumpfen, harten Schlag,
meine neue Realität erwischte. Ich fühlte
einen heißen Stich, wie Strom durch
meinen ganzen Körper und mein Herz
fing an zu rasen.

Meine Gedanken kreisten Tag und Nacht
um Paul und ums Essen. Ich war
abwechselnd enttäuscht und genervt von
mir, weil ich mich so gehen ließ und, weil
ich leider noch immer in ihn verliebt war.
Wie blöde kann man eigentlich sein!?
Wie viele Etagen hatte die Hölle?

Manches Mal packte mich auch die Wut auf mich selbst. Warum hatte ich nicht schon früher abgenommen? Warum hatte ich es mir so bequem gemacht, in meinem sorgenfreien Alltag? Jetzt war der Zug abgefahren. Paul war weg, aber seine jahrelange, liebevolle Bindung an mich und die Kinder konnte doch nicht einfach so verschwunden sein und vielleicht war diese Verbundenheit stärker, als der Reiz des Neuen.

Paul erkundigt sich mehrmals wöchentlich, was wir machten. Er wollte detailliert wissen, wie es den Kindern geht, aber er fragte mich nie: Lena wie geht es Dir? Wäre ja auch eine ausgesprochen dämliche Provokation gewesen.

Wenn ich Paul eine SMS oder E Mail wegen der Kinder schickte, antwortete er sofort. Ich vermied den Kontakt mit ihm über das Telefon, denn wenn ich seine Stimme hörte, tat mir das weh.

Sein Verhalten zeigte mir, dass meine Gefühle nicht einseitig waren. Paul war nie gleichgültig oder kaltherzig. Er gab mir immer das Gefühl, dass ich und die Kinder der wichtigste Teil in seinem Leben waren, obwohl er uns verlassen hatte. Ich hatte in all der Zeit nicht einmal die Sorge, dass wir ohne Geld und ohne seine Fürsorge alleine dastehen würden.

Dann wieder gab es Zeiten, da fühlte mich als Opfer und ich war es ja auch. Das Opfer von Pauls Egotrip. Wenn es mir besonders schlecht ging, hasste ich Paul für seine Selbstsucht und Rücksichtslosigkeit. Ich fühlte mich verraten. Ich fragte mich, ob er mit seiner neuen Mausi schlecht über mich sprach, ob er vielleicht unsere gemeinsamen Geheimnisse an sie weiter gab und ob er ihr die selben Kosenamen gab. Bestimmt nicht. Bestimmt hatte er für seine junge hübsche Plastik Barbie andere Namen als Kugel-Porsche und Mausi.

Stefanie hatte mir ein Ratgeberbuch geschenkt, mit dem Titel: Raus aus der Opferrolle, denn Sie haben immer die Wahl!

Ja toll! Welche Wahl hatte ich?

Ich fühlte mich wertlos, ungeliebt und dick und das Schlimmste daran war, dass ich mich nicht nur so fühlte, sondern, dass ich in der Tat dick und ungeliebt war. Trotzdem wollte ich die Hoffnung nicht aufgeben, dass Paul eines Tages zurückkehren würde. Eine hanebüchene Hoffnung zugegeben, aber wenigstens ein kleines Flackerlicht am Ende meines Tunnels.

Dann wieder fragte ich mich, ob er es überhaupt wert war, dass ich auf ihn wartete. Auf jeden Fall wollte ich nicht um ihn kämpfen. Erstens war ich als dicke Mama und verlassene Ehefrau in keiner guten Position für einen Wettbewerb und zweitens wollte ich Paul nicht durch ein Tauziehen zurückgewinnen. Sollte er wirklich eines Tages zu uns zurückkommen, so sollte das aus eigenem Antrieb und ohne Krampf geschehen. Wenn sich manchmal im Leben Gefühle änderten, so konnten sich diese Gefühle auch zurückverändern. Das war mein stiller Glaube.

Meine beste Freundin Stephanie, hatte ihr eigenes Rezept gegen Liebeskummer. Sie verabschiedete sich, nach jedem "Bad Boy", in einen Kurzurlaub, wo sie mit diversen One-Night-Stands, ihr angeknackstes Selbstwertgefühl wieder aufbrezelte.

"If you can not be with the one you love – love the one you with," lautete ihr Lebensmotto und damit war für Stephanie das Thema Liebeskummer meistens erledigt. Bis zum nächsten Mann.

Wenn ich meine beste Single- Freundin manchmal auch nicht verstand, so war sie doch der treueste Freund in Zeiten der Not. Als ich in den ersten Tagen völlig neben der Spur war, hatte Stephanie kurzerhand eine Aushilfe für ihre kleinen Geschenkladen eingestellt und versorgte mich und die Kinder. Sie kaufte ein, kochte, putze das Haus und entsorgte alles, was auch nur im entferntesten an Paul erinnerte. Alle Überreste im Bad, in den Kleiderschränken und sogar seine beiden teuren Rennräder in der Garage , verschenkte sie an Kinder aus der Nachbarschaft. Ich erinnerte Stephanie daran, dass Paul die Sachen sicher irgendwann haben wollte.

"Ja, Pech gehabt!" sagte Stephanie.

"Sobald du dich von dem Absturz erholt hast, unterziehen wir dich einer Generalüberholung und dann suchen wir dir einen netten Jungen in deinem Alter". Ich verzog das Gesicht.

" Echt? Doch lieber wieder einen "Sugar-Daddy"?" lachte Stephanie.

" Dann checken wir dich in ein Dating-Portal unter " Sugarbaby sucht Sugardaddy" ein!"

Das war das erste Mal, dass ich wieder lächeln konnte!

Stephanie versuchte mich mit allen Mitteln wieder aufzupeppen, aber mein Gedankenkarussell blieb in voller Fahrt.

Das einzige was wirklich half, mich ein bisschen besser zu fühlen, war die Dankbarkeitsübung.

Ja, ich war dankbar für meine beiden Kinder. Ich war dankbar, dass sie gesund und munter waren. Ich war dankbar für mein schönes Zuhause und, dass ich keine finanziellen Sorgen hatte. Wie viele Frauen mit Kindern werden von ihren Männern verlassen, müssen aus der Wohnung raus, bekommen keinen Unterhalt und müssen arbeiten gehen. Dagegen waren meine Probleme nur kleine Pipi- Problemchen. Das Dankbarkeitsgefühl hielt immer ungefähr einen Tag an und dann fiel ich wieder in das schwarze Loch zurück.

Die Decke fiel mir auf den Kopf und gleichzeitig war ich so deprimiert, dass ich mich zu nichts aufraffen konnte. Durch meine Schlafstörungen war ich eigentlich tagsüber chronisch müde. Ab und zu ging ich mit den Kindern ins Kino und machte einen Stadtbummel. Ich musste mich dazu zwingen, denn wirkliches Interesse hatte ich an gar nichts mehr. Die Liebe zu meinen Kindern hielt mich auf den Beinen. Plötzlich konnte ich Single Frauen verstehen, die aus Liebeskummer in eine schwere Depression rutschten oder in einer Psychotherapie landeten. Wer weiß , wie es mir ergangen wäre, ohne meine Kinder. Paul war meine erste große Liebe gewesen und würde es immer bleiben. Ich hatte meinen Ehemann an eine andere Frau verloren. Okay, das war schlimm, aber kein Weltuntergang.

Als ich das nächste Mal wieder bei meinem Hausarzt war, stellte der einen Pre-Diabetes fest.

Jetzt war es fünf vor Zwölf. Jetzt musste etwas geschehen, ob ich wollte oder nicht. Ich klagte ihm mein Leid und er hatte offensichtlich Mitgefühl für meine traurige Lage, denn er zeigte sich hilfsbereiter, als zuvor und drückte mir einen Diätplan in die Hand. Alle vier Wochen sollte ich zur Kontrolle in die Praxis kommen. Außerdem empfahl er mir pflanzliche Tropfen, die den Appetit zügeln sollten.

Ich fühlte mich unsäglich einsam und hilflos. Ich war krank geworden wegen meines Übergewichtes und wegen meines Broken Heart Syndroms. Ich war auf mich alleine gestellt und durfte mich nicht hängen lassen. Ich war in einer Zwickmühle und hatte zu nichts mehr Antrieb. Am allerwenigsten mich zu bewegen. Ich brauchte eine Strategie. Einen Schlachtplan sozusagen. Im nächsten Jahr würde meine Marie eingeschult und bis dahin musste ich wieder , zu hundert Prozent , in der Spur laufen.

Mein Hausarzt meinte, ich solle bei der Krankenkasse eine Mutter-Kind-Kur beantragen. Er würde dies gerne mit einem Arztbrief befürworten.

Das war eine tolle Idee und aufgrund meines starken Übergewichts und meiner psychischen Belastung, wurde die Kur schnell genehmigt.

Ich verbrachte mit den Kindern wunderschöne Wochen und nahm 9 kg ab. Das war ein guter Erfolg, aber ich hatte Bedenken, was passieren würde, wenn wir wieder zu Hause wären und mich die Alltagsprobleme und die Begegnung mit Paul einholen würden.

In diesem Kur-Urlaub musste ich mich nur um mich selbst kümmern und mir wurde das Essen vorgesetzt. Ich nahm an einem Diät-Kochkurs teil, wo ich lernte, für mich und die Kinder gesund zu kochen. Ich machte täglich ein Yoga-Entspannungsprogramm und ging jeden morgen schwimmen. In dieser Zeit konnte ich auch wieder besser schlafen.

Ich schöpfte alle Angebote aus und nahm an Gruppensitzungen und Einzelgesprächstherapien teil. Ich war von morgens bis abends busy und die Eheprobleme waren in weite Ferne gerückt.

Sechs Wochen später waren wir wieder zu Hause und als ich die Haustür aufschloss und wieder den Ort sah, an dem ich mit Paul so glücklich gewesen war, spürte ich sofort wieder eine unendliche Traurigkeit. Es dauerte auch nur wenige Tage, bis ich in meine alten Essgewohnheiten zurückfiel.

Paul besuchte die Kinder , so oft es sich einrichten ließ und war immer besorgt ,ob es uns auch an nichts fehlte. Wir sprachen nicht über die Beziehung zu seiner neuen Freundin. Wir schwiegen das Thema tot. Paul sah gut aus. Er hatte abgenommen und trainierte in einem Fitnessstudio. Er schien glücklich zu sein.

Was meine Figur betraf, so ließ ich mich einfach gehen. Ich schminke mich nicht mehr und ging auch nicht mehr zum Friseur. Mit dieser Figur hatte es ja eh keinen Sinn mehr, sich hübsch zu machen. Hauptsache, ich machte meinen Job als Hausfrau und Mutter gut. Das war das Wichtigste. Ich würde mich nicht demütigen und gegen eine 20-jährige Lolita antreten. Sollte Paul doch ruhig das Häufchen Elend sehen, das er da hinterlassen hatte. Ich wollte kein Mitleid von Paul, aber ich wollte auch nicht so tun, als sei alles halb so wild: Null Problemo, alles roger in Kambodscha.

Meine psychosomatischen Beschwerden wurden schlimmer. Ich war aufgeschwemmt, wie eine Wasserleiche und irgendwie gleichzeitig steif am ganzen Körper, wenn ich morgens aufstand. Besonders der Nacken und die Schultern waren verspannt. An den Tagen, an denen Paul die Kinder abholte, wachte ich morgens schon mit Magenschmerzen auf.

Als ich das nächste mal bei meinem Hausarzt auf der Matte stand und die neuen Blutwerte erfragte, schaute er mich düster an. Ich erklärte ihm, dass ich an manchen Tagen fast überhaupt nichts aß und an anderen wieder alles in mich hinein stopfte. Ich litt unter großen Stimmungsschwankungen und mir fehlte deshalb die Lust und Disziplin, mich an seinen Ernährungsplan zu halten. Ich hatte keine wirkliche Motivation wieder schlank zu werden. Meine Kinder waren der einzig positive Fokus in meinem Leben.

Heute weiß ich, dass die Psyche eine große Rolle beim abnehmen spielt. Wer kein wirklich eindringliches Motiv hat, also ein intensives Gefühl, dass aus dem Herzen kommt, wird langfristig scheitern. Abnehmen muss ein starkes Ziel sein. Ein wirklich echtes Bedürfnis! Man darf sich nicht in die eigene Tasche lügen und muss sich darüber im Klaren sein, wodurch man so viel zugenommen hat und warum.

Später sollte ich noch genau erfahren, was das bedeutete.

Meine Kinder liebten mich, so wie ich war. Mein Übergewicht machte mich ja schließlich nicht zur schlechten Hausfrau und Mutter, auch wenn ich mit meinen Kindern kein Federball oder Tischtennis spielen konnte.

Meinen Mann hatte ich verloren und andere Männer interessierten mich nicht die Bohne. Außerdem dachte ich: wer interessiert sich schon für eine Frau mit 50 Pfund Übergewicht.

Mein Hausarzt hatte mir erklärt, warum ich nicht abnahm und was mit meinem Fettstoffwechsel und meinem Satt-Hungergefühl, passiert war:

" Ihr Fettsäurespiegel im Blut ist permanent hoch. Dadurch verfetten Leber und Muskeln und es kommt zu einer Insulinresistenz. Bei ihrem Übergewicht wird Ihr Körper mit Entzündungsstoffe überflutet. Stellen Sie sich das Fettgewebe wie eine kiloschwere Chemie Fabrik vor, die den gesamten Stoffwechsel beeinflusst. Diese Entzündungsstoffe sind auch verantwortlich für einen Pre-Diabetes.

Besonders die Fettzellen im Bauch und an der Taille sind gefährlich. Die Hauptrolle bei Bauchfett spielt der Zucker. Das Bauchfett ist besonders stoffwechselaktiv. Je mehr Bauchfett, desto größer das Risiko krank zu werden. Nachdem, was Sie mir erzählt haben, leiden sie wahrscheinlich auch unter Stresspfunden. Das Stresshormon Cortisol signalisiert dem Körper, dass eine Krise vorliegt. Der Körper reagiert mit Fetteinlagerungen und mit Hunger, um sich praktisch zu schützen.

Heißhunger entsteht in den Hirnregionen, die für Gefühle zuständig sind. Essen und Gefühle hängen mittelbar zusammen. Essen kann ein Glücksgefühl mit Glückshormonen im Gehirn auslösen, aber das Problem ist, das auf Dauer das

Belohnungszentrum im Gehirn abstumpft. Sie haben kein natürliches Sättigungsgefühl mehr und sie haben auch kein Gefühl mehr für echten Hunger. Außerdem bringen sie ihren Hormonhaushalt komplett aus der Balance.

Wenn sie dann ins andere Extrem fallen und so gut wie nichts mehr essen, schaltet der Körper in einen sogenannten Hungerstoffwechsel. Je mehr Fett Sie allerdings haben, desto weniger verlangsamt sich der Stoffwechsel, aber es gibt gravierende hormonelle Veränderungen bei den Schilddrüsenhormonen, beim Insulin und beim Hungerhormon Leptin. Das führt zu einem geringeren Kalorienverbrauch, einer geringeren Sättigung und einem erhöhten Hunger. Radikalkuren machen wenig Sinn, weil der Körper automatisch versucht, Sie " vor dem Hungertod" zu schützen, indem er sie hungrig macht und Unlust erzeugt, sich zu bewegen und dadurch die Motivation und Stimmung noch weiter absinkt.“

Er klärte mich weiterhin darüber auf, dass meine ständige, unterschwellige Traurigkeit, letztlich in einer Depression enden könne, die eine weitere Blockade fürs Abnehmen sei.

“Es ist nicht einfach damit getan, dass Sie abnehmen! Sie müssen auch erkennen, warum Sie auf Dauer Ihr Gewicht nicht in den Griff bekommen. Welche psychischen Belastungen hinter der Frustesserei und dem Kummerspeck stecken? Solange sie diese Belastungen nicht detailliert identifizieren und auflösen können, wird die Achterbahnfahrt mit ihrem Gewicht weitergehen.

In der Ärztezeitung habe ich vor einiger Zeit gelesen, dass Wissenschaftler herausgefunden haben, dass Lebensmittel auf komplexe Weise die

Psyche eines Menschen beeinflussen und umgekehrt. Angeblich beeinflusst jede Mahlzeit, wie wir uns fühlen. Manche Effekte verfliegt nach ein paar Minuten oder Stunden. Andere prägen uns über Wochen Monate, ja vermutlich sogar Jahre. Lebensmittel können beeinflussen, wie wir die Welt sehen und wie wir mit Stress und Problemen umgehen. Gummibärchen z.B. geben nach ca. 30 Minuten einen Energieschub, sobald der leicht verdauliche Zucker in Form von Glucose durch die Darmwand getreten ist und mit dem Blut zum Gehirn und den Muskeln strömt. Wenn das Gehirn die Glucose aufgebraucht hat, rutschen wir in eine schlechte Stimmung und einen Blutzuckerspiegelabfall. Wenn sie z.B. viel scharfes essen, wie Chilli , schüttet das Gehirn Endorphine aus, die wie eine leichte Betäubung wirken, ähnlich wie Morphin. Wenn Sie viel Kaffee trinken, blockiert der Kaffee die Botenstoffe, die Sie eigentlich müde machen und

Schokolade hat berauschende
Bestandteile, ähnlich wie Marihuana.

Jeder Mensch entscheidet mehr als 200
mal täglich was und wie viel er isst, aber
diese Entscheidungen kommen aus
unserem Unterbewusstsein. Dieses
limbische System ist für Triebe und
Emotionen verantwortlich. Und welche
Gefühle das sind, hängt mit unserer
Lebenserfahrung , unserem persönlichen
Umfeld und aktuellen Status zusammen.
Sie sehen, dass alles zusammenhängt, wie
ein kompliziertes Uhrwerk. Wenn es
heißt, dass Abnehmen im Kopf anfängt,
hat das nichts mit Intelligenz oder
Verstand zu tun, sondern soll nur
bedeuten, dass man sich durch ständige
Diäten, auch den Gehirnstoffwechsel
ruinieren kann.“

Der Vortrag meines Arztes deprimierte
mich noch mehr. Irgendwie hörte sich das
alles kompliziert und total aussichtslos
an.

Er sollte Recht behalten. Fast ein Jahr nach der Trennung von Paul, dümpelte ich weiter in Kleidergröße 50. Und dann geschah etwas, dass ich mir in meinen kühnsten Träumen nicht hätte vorstellen können. Paul hatte sich für den Sonntag angemeldet, um die Kinder zu einem Ausflug in einen Freizeitpark abzuholen. Ich machte die Kinder zum vereinbarten Zeitpunkt fertig und als es an der Tür klingelte , liefen sie ihrem Vater schon entgegen. Paul stand da, mit einer weißen Rose in der Hand und lächelte mich schüchtern an. Das Wunder war geschehen. Das Wunder, auf das ich immer insgeheim gehofft hatte, aber nie wirklich daran geglaubt.

Sehen, Fühlen, Denken, Fühlen, Handeln, Fühlen. Wir sind was wir fühlen und wir tun, was wir fühlen. Schlank sein allein macht nicht glücklich, aber Glück macht schlank!

Die Glückshormone explodierten in meinem Blut. Ich musste mich kneifen. War es wirklich wahr? Sollten Paul und ich tatsächlich wieder zusammenkommen und eine glückliche Familie mit den Kindern werden!? Ich war so glücklich, wie am Tag meiner Hochzeit. Ich wollte wieder richtig leben. Ich wollte wieder morgens aufwachen und mich auf den neuen Tag freuen. Ich wollte wieder sorglos Pläne schmieden können und endlich wieder leicht und unbeschwert leben.

Wenn das Schicksal Paul und mir wirklich eine neue Chance geben würde, dann wollte ich alles in meiner Kraft tun, um meinen besten Beitrag dazu zu leisten. Ich wollte vergeben und vergessen, dass Paul mich wegen einer anderen Frau verlassen hatte und ich wollte für ihn wieder das kleine ,süße, junge Frauchen werden.

Noch am selben Abend fand ich bei Amazon einen Profi Ratgeber zur Gewichtsreduktion. Ein Praxishandbuch, das mir mit mehr als 300 Antworten, rund um das Thema Abnehmen, alle Informationen gab. Unter psychologischen und physiologischen Aspekten, die besten Ernährungs und Bewegungsprogramme, von Ernährungsmedizinern, Psychologen und Wellness Trainern vorstellte und mir darüber hinaus, die körperlichen und seelischen Zusammenhänge, leicht und allumfassend erklärte. Das war der

Ratgeber, den ich mir immer gewünscht hatte und der mich an die Hand nahm und führte.

Ich erfuhr, was die weltbesten Lebensmittel sind, welche Bewegungsprogramme, für stark Übergewichtige am effektivsten waren, wie Hormone mein Gewicht mitbeeinflussten, dass Bewegung Stress abbaut und warum der Darm ebenfalls ein wichtiges Organ beim Abnehmen war und was mein Kummerspeck und die Frustesserei mir sagen wollten.

✓ Mein Lerneffekt:

Es gibt zwei einfache Regeln, mit denen jeder super abnimmt und zwar: Essen in Zeitlupe. Das Sättigungsgefühl setzt bei Normalessern nach 20 Minuten ein. Bei übergewichtigen Menschen ist das Sättigungsgefühl oft gestört. Die Sättigungsnerven im Gehirn steuern das Körpergewicht, sprich den Energiehaushalt.

Der zweite Trick ist, am Abend eiweißreich zu essen und drei Stunden vor dem Schlafengehen die letzte Mahlzeit einzunehmen. Statt Sprudelwasser gibt es für die Kinder und mich aromatische, frische und gesunde Frucht und Gemüse Wasser. Ich würze das Wasser mit Gurkenscheiben und Zitronengras, Ingwer und einer Prise Kurkuma oder einen Esslöffel Sanddornsaft mit Zitrone. Den Kindern schmeckt am besten der Curry- Eistee. Curcuma ist außerdem eine Wunderwaffe gegen das Altern. Konnte ja nicht schaden, oder!?

Oft koche ich für mich und die Kinder mittags als Hauptmahlzeit eine Suppe mit Fleisch und Fischeinlage. Das hält lange satt.

Süßigkeiten sind ein Vitamin B Räuber. B-Vitamine sind an vielen Prozessen im Körper beteiligt. Sie spielen eine Rolle um Gewebe aufzubauen und zu regenerieren, regulieren Muskeln und die Magensäureproduktion und spielen eine Rolle in Fett, Eiweiß und Kohlenhydratstoffwechsel.

Schwitzen und frieren verbrennt Fett. Deshalb gehe ich oft samstags, an meinem freien Tag in die Sauna und anschließend ins eiskalte Tauchbecken.
Ich trinke morgens in meinem Kaffee Shop keinen Espresso mehr, sondern grünen Tee, weil dieser den Blutzuckerspiegel in Schach hält und durch Chlorogensäure das Abnehmen fördert. Außerdem hemmt grüner Kaffee die Enzyme

im Körper, die für Fett und Zucker
Einlagerung verantwortlich sind. Es
gibt so viele kleine schöne Tricks
und Gewohnheiten, die nicht nur
das Abnehmen fördern, sondern
auch das Wohlbefinden.

Gegen meine
Verdauungsbeschwerden habe ich
in dem Ratgeberbuch ein
Wundermittel entdeckt. Papaya!
Reife Papaya in leckerem Joghurt
oder unreife, grüne Papaya
geschnetzelt, mit Salz, Pfeffer und
ein bisschen Zucker und Chili. Das
ist toll zum Knabbern abends vor
dem Fernseher und heizt den
Stoffwechsel richtig ein.

Zum Frühstück gibt es oft Käse und
Rühreier, weil diese Aminosäuren
das Schlafhormon Melatonin
produzieren und so einen guten
Schlaf fördern. Mindestens acht

Stunden guter Schlaf sind schon
alleine ein Fettkiller.

Ich habe gelernt, dass
Rohkostteller besser sind als
Obstteller und dass Äpfel und
Apfelsaft total viel Fruchtzucker
enthalten.
Immer wieder kaufe ich neue,
leckere Teesorten, wie z.B.
Lakritztee , Rosentee ,
Lindenblütentee und Tee mit
Käsekuchen und
Browniegeschmack. Ich trinke
jeden Tag ein Glas eisgekühlten
grünen und weißen Tee, der ein
Booster zur Fettverbrennung ist.

Ich habe gelernt, dass
Hungerkuren, eiserner Wille und
Disziplin nicht nur beim Abnehmen
Selbstbestrafung sind, sondern
auch in allen anderen
Lebensbereichen. Dass Diäten
sinnlos sind, weil sie, wie ein

Mittel gegen hohen Blutdruck nur so lange schlank halten, wie man das "Medikament" täglich nimmt.

Selbstfürsorge zu entwickeln und auf die Intuition zu hören ist der Schritt in die richtige Richtung. Dann können wir essen was uns schmeckt. Wer sensibel wird für die eigenen, echten Bedürfnisse und sie sich erfüllt, braucht sich nicht an feste Diätpläne halten. Den Mut zu haben, alle Gefühle auszuleben, die schönen genauso wie die traurigen, ist das beste Schlankheitsmittel. Selbstfürsorge, Selbstwirksamkeit und eine starke emotionale Motivation sind der beste Schutz gegen Übergewicht und smartes Essen natürlich.

Magnesium und Vitamin E spielt ebenfalls eine große Rolle beim Fettstoffwechsel. Diese beiden Komponente kommen ich

Weizenkeimöl, Olivenöl,
Kartoffeln, Bitterschokolade,
Bananen und Nüssen vor. Unser
Stoffwechsel verheizt Essen zu
Energie. Stell dir deinen
Stoffwechsel als Auto vor. Bei
manchen tuckert das Gefährt
gemütlich vor sich hin, bei anderen
heizt die Karre permanent auf der
Überholspur. Solange wir das
Steuer selbst in der Hand haben,
können wir Vollgas geben oder
unseren Stoffwechsel ausbremsen.
Diäten schalten den Körper in den
Hungermodus. Der Stoffwechsel
wird runtergefahren und die
Energie wird gespeichert statt
verbrannt. Scharfe Gewürze
können die Fettverbrennung
ankurbeln, aber nur unwesentlich.

Nachweislich sind Stress und zu
wenig Schlaf die Dickmacher
Nummer eins.

Mir ist klar, dass ich niemals ein
Stoffwechseltyp sein werde wie
meine Freundin Stefanie, die essen
kann was will, ohne zuzunehmen.
Trotzdem muss ich auf nichts
verzichten. In der Medizin heißt es
: die Dosis macht das Gift. Das
heißt, dass ich heute ein Stück
Schwarzwälder Kirschtorte
genießen kann, ohne den Druck zu
haben, die ganze Torte essen zu
müssen.
Ich kann mich selbst zu einem
besseren Futterverwerter machen,
indem ich meine Muskulatur im
normalen Alltag, mit ganz
normalen Alltagsarbeiten,
beanspruche. Ballspielen mit den
Kindern, Gartenarbeit und
Fahreadfahren gehören dazu und
natürlich laufen, laufen, laufen.

Ich lasse mich von ein paar Kilo
mehr oder weniger nicht am
Glücklichsein hindern. Wenn ich im

Urlaub einmal drei oder vier Kilo zugenommen habe, ja und!? Ich habe die Macht über meinen Körper und weiß wie abnehmen funktioniert. Ich fühle mich nicht mehr hilflos und ohnmächtig. Ich habe mir angewöhnt, meine kleinen täglichen Wünsche sofort zu erfüllen. Ich bin authentisch.

Ich habe gelernt, dass Authentizität der Ort ist, an dem wir uns am wohlsten fühlen. Es ist der Ort, wo wir eine ungefilterte Blickweise auf uns selbst haben. Oft modellieren wir unseren Charakter für die Außenwelt und entwickeln über die Jahre die unterschiedlichsten Masken, für die verschiedensten Anlässe. Die " immer Gute Laune Mutter Maske", die "immer genügsame, glückliche Ehefrau Maske", die " immer geduldige, verständnisvolle Freundin Maske".

Das führt dazu, dass wir in bestimmten Situationen gewisse Charaktereigenschaften entweder völlig absprechen, negieren oder exzessiv nach außen kehren, um besser in die Gesellschaft zu passen. Ich vergleiche mich nicht mehr mit anderen und tanze auf dem Jahrmarkt der Eitelkeiten. Ich folge meiner Intuition und meinen wahren Gefühlen und Wünschen. Ich habe keine Angst, auch mal Nein zu sagen und mir meinen Freiraum zu nehmen. Das macht mich nicht zu einer egoistischen Mutter und Ehefrau. Es gibt nämlich auch emotionale "Lebensmittel" , die schlank macht. Z.B. stolz auf sich selbst zu sein, weil man etwas aus eigener Kraft geschafft hat. Sich freiwillig anzustrengen, um sich einen Wunsch zu erfüllen, ohne sich dabei selbst zu kasteien. Mitgefühl für sich selbst und andere zu

entwickeln. Der größte
Glücksmacher ist allerdings, so viel
Liebe zu fühlen, dass man einem
Menschen, in Güte alles verzeihen
kann. Die Stärke dieser Selbstliebe
und Liebe ist das beste Geschenk.
Jetzt aber wieder zurück zum
Abnehmen.

Meine Verdauungsbeschwerden
sind nicht nur die Papaya
verschwunden, sondern auch, weil
ich die Funktion des Darmes, im
Zusammenhang mit Abnehmen
und Übergewicht verstanden
habe. Ich hatte vorher nicht
gewusst, dass es Darmbakterien
gibt die sogar Übergewicht
auslösen. Durch zu viel wertlose
Ernährung kommt es zu
entzündlichen Veränderungen in
der Darm-Gehirn-Achse, in den
Regionen, die für Appetit und
Sättigungsregulation
verantwortlich sind.

Ob bei dem einen der Teller Spaghetti ansetzt und bei dem anderen überhaupt keine Gewichtszunahme bewirkt, scheint auch eine Frage der Darmflora zu sein. Es gibt Dickmacher Bakterien und Schlankmacher Bakterien. Eine gesunde Darmflora resorbiert nicht nur weniger Kalorien, sondern bildet zudem Substanzen, die Heißhunger dämpfen und Appetit zügeln. Sie bekämpft Entzündungen und senkt den Stresshormonspiegel. Alles Effekte, die sich günstig auf unser Gewicht auswirken.

Besonders Fett und Zucker unterdrücken das Schlankmacher Protein. MCT Öl, morgens im Café, kurbelt die Schlankmacher-Darmbakterien an. Auch Hülsenfrüchte, Endiviensalat und Lauchgemüse lassen eine öde Darmflora wieder aufblühen. Ein bis zweimal die Woche mache ich deshalb zum Frühstück ein super leckeres Linsencurry, nach einem Rezept aus Sri Lanka. Mit Kokosnussmilch, Knoblauch und Zwiebeln, Chili und Currypulver. Das macht satt bis zum Mittagessen und schmeckt köstlich als Dip mit Graubrot.

Ich habe gelernt, auf meinen Darm zu hören, weil unser Darm sogar unsere Psyche und unser Verhalten beeinflusst. Das fand ich zuerst total unglaublich. Bis ich dann die Erklärung las:

In jedem Menschen leben geschätzte 40 Billionen winzige Mitbewohner, die meisten davon auf der Dickdarmschleimhaut. Sie helfen Nudeln, Schokolade und Chips zu zerlegen und die Nährstoffe darin zugänglich zu machen. Diese

Stoffwechselprodukte, die dabei entstehen, wirken bis ins Gehirn und steuern so unser Verhalten. Auch wichtige Teile des Immunsystems befinden sich im Darm und interagieren dort. In den 20 Millionen Genen der Darmmikroben, steckt verschlüsselt der Bauplan für eine riesige Anzahl an Substanzen, die allesamt Einfluss auf unser Wohlbefinden haben. Negativ wie positiv. Studien haben sogar gezeigt, dass sich die Darmflora depressiver und gesunder Menschen voneinander unterscheiden. Ängste und Stress bringen unsere Verdauung in Aufruhr oder verlangsamt die normalen Abläufe. Die Veränderung des Säurehaushalt in unserem Körper kann sich auf die Psyche auswirken. Es gibt sogar Lebensmittel, die die Dopamin Ausschüttung regulieren. Der

Darm steht im ständigen
Austausch mit dem Gehirn und mit
Belohnungsreizen. Der wichtigste
Botenstoff ist ja das Dopamin.
Wenn die Belohnungssignale
stärker als das
Gleichgewichtssignal sind, essen
wir mehr als notwendig und
werden dick. Sogar das
Glückshormon Serotonin wird in
spezialisierten Zellen im Darm
gespeichert. Man kann sich also
mit Essen und Trinken die
Stimmung ruinieren oder
verschönern. Verrückt was!?

Mageres Fleisch, Fisch, Nüsse,
Olivenöl, Rapsöl und Leinöl,
Gemüse und Obst, sowie Chicoree,
Artischocken, Zwiebeln und Lauch
sind das beste
Schlankheitsprogramm für den
Darm.

Hormone regulieren ebenfalls die Fettspeicherung, unser Hautbild, den Zyklus, Stress, Stimmungsschwankungen und unser Sexleben. Das Wachstumshormon HGH wird vor allem Schlaf freigesetzt. Es stärkt die Muskeln und Knochen und regt den Fettstoffwechsel an. Es gibt Hormone die im Darm gebildet werden und satt machen, sobald man Eiweiß oder Fett zu sich nimmt.

Fazit:

Ich hatte durch zu viel fettreiches und süßes Essen in der Schwangerschaft zugenommen. Meine Pfunde waren nicht vom Himmel gefallen. Ich hatte keine "Schuld", aber mein sorgloses Essverhalten war der Grund für mein Übergewicht gewesen. Zuerst hatte ich, durch den Genuss am Essen in der Schwangerschaft zugenommen und

später war ich zum Frustesser mutiert.
Dann hatte sich das Problem
verselbständigt. Durch ständiges hungern
und essen und wieder hungern und
wieder essen, hatte ich einen Teufelskreis
ausgelöst und alle Stoffwechselvorgänge
in meinem Körper durcheinander
gebracht. Und zwar nachhaltig. Diäten
verschlimmbessern eine solche Situation
nur.

Diäten sind wir ein Pflaster über ein
blaues Auge zu kleben und Kalorien
zählen kann zur Zwangshandlung werden.
Diäten ruinieren auf Dauer den
Fettstoffwechsel, man verliert Gewicht an
den falschen Stellen und leidet unter
Nervosität, Müdigkeit,
Schwächegefühlen, Kopfschmerzen und
Stimmungsschwankungen, denn das
Gehirn glaubt bei einer Diät, es wird ihm
etwas weggenommen und reagiert
darauf. Es produziert mehr von dem
Hungerhormon Ghrelin und dafür

weniger vom Sättigungshormon Leptin. Jede Nahrungsaufnahme wird sofort als Reserve gespeichert.

Ich habe sehr viel gelernt und verstehe jetzt, was in meinen Körper passiert, wenn ich zunehme und abnehme. Mit diesem Verständnis für meinen Körper und meiner Psyche, war alkes viel leichter, was mit der Gewichtsreduktion zusammenhing. Dinge die man nicht versteht, werden verdrängt und das, was man verdrängt, hat man nicht unter Kontrolle.

Ich habe extra für dieses Buch die Lieblingsrezepte der Kinder und meine leckersten Schlankmachergerichte aufgeschrieben. Am Ende des Buches findest du die Rezepte.

Jeden Tag kann ein Wunder geschehen!

Ich war aufgeregt und glücklich wie ein Teenager, der zum ersten Mal verliebt ist. Die ganze Welt hatte sich plötzlich verändert. Alles erstrahlte in Zuversicht und Hoffnung. Ich hatte plötzlich die Energie von Superwoman. Keine Spur mehr von Antriebslosigkeit. Ich hatte jetzt ein Ziel und einen Grund, auch als Frau wieder glücklich zu leben. Der schönste Grund, den man auf der Welt haben kann. Die Liebe!

Am nächsten Morgen weckte ich die Kinder mit Musik und drückte sie ganz fest. Ich küsste sie und musste vor Glück weinen. Nachdem ich Marie und Sophia im Kindergarten und in der Schule abgeliefert hatte, stürzte ich mich in die Stadt. Ich hatte in dem Praxishandbuch gelesen, das Joggen die beste Methode war, um abzunehmen. Okay, das war mit meinem Gewicht nicht drin. Ich hatte auch Angst mich mit diesem großen Übergewicht zu verletzen. Wenn ich z.B. beim Joggen mit dem Fuß umgeknicken würde, wäre ich für Wochen und Monate aus dem Verkehr gezogen und zur Untätigkeit, mit noch mehr Gewichtszunahme verurteilt. Ich traute mich nicht zu joggen, aber laufen konnte ich. Laufen kann jeder! Auch mit einem Zentner Kartoffeln am Körper. Ich kaufte mir also sofort gute Laufschuhe, Gelenkbandagen für einen guten Halt in den Knien und 2 Walking- Stöcke, wie die Ski Langläufer sie haben. Ich wartete gar nicht erst. Ich dachte nicht lange nach, sondern behielt die Schuhe gleich an, schnappte mir die Stöcke und lief quer durch die City. Ich lief und lief und lief. In unserem kleinen Stadtpark dreimal um den See. Nach fast einer Stunde war ich wieder am Auto. Ich war kaputt, aber glücklich.

Dann fuhr ich in den größten Supermarkt und kaufte alles auf der Liste, für das "Weltbeste Profi-Jury-Ernährungsprogramm", das ich am Abend zuvor, aus dem Abnehm-Guide aufgeschrieben hatte. Es gab für fast alle Produkte, die ich brauchte, auch eine Bio-Variante. Bio Olivenöl, frische und getrocknete Kräuter, verschiedene gesunde Sirupsorten zum Süßen, Oliven-Margarine, Bio Joghurt und Käse, Gemüse und mageres Bio Fleisch, Vollkornprodukte und Nussbrote in allen Variationen.

Dieses Mal kam mein Wunsch schlank zu werden, aus meinem tiefsten Herzen. Das spürte ich ganz deutlich. Ich wollte wieder schlank sein. Für mich, für Paul und für unsere neue Zukunft als Familie. Deshalb begann ich noch am selben Tag. Ich begann mit dem Mallorca Plan, der mir besonders gut gefiel.

Zum Frühstück gab es geröstetes Nussbrot mit Frischkäse und frischen Früchten. Oder warmes Vollkornbrot mit Knoblauch und Tomatenmus. Sogar leckere Frühstückspizza mit einer Creme aus Auberginen, Joghurt und Olivenöl.

Wenn ich Lust auf ein warmes Frühstück hatte, konnte ich Spargelcremesuppe mit gebratenem Lachs oder lauwarmen Zucchinisalat mit Anchovis oder frittierte Süßkartoffeln mit Zwiebel Dip machen. Als besonders frisches Frühstück gab es griechischen Joghurt mit Honig und frischen Früchten. Als süßes Frühstück einen Muffin mit Erdnussbutter und Südfrüchten oder Haferflocken mit Kirschen und Nüssen.

Es gab jede Menge einfache und köstlich-aromatische Rezepte in meinem Praxishandbuch. Ohne viel Schnickschnack. Gesund und naturbelassen. Alle Rezepte waren so lecker, dass mir schon beim Lesen das Wasser im Mund zusammenlief.

Mittags konnte für die Kinder separat kochen. Ihre geliebten Spaghetti Bolognese oder Carbonara und für mich Vollkorn Bandnudeln mit Steinpilzen, Öl, Knobi , Paprika und Schnittlauch.

 Am Abend leckere Salate wie z.B. Fenchel-Orangen-Salat mit Spargel und Ziegenfrischkäse oder Kichererbsensalat mit Lauch, Apfelscheiben, Zitrone und Olivenöl. Für Paul und die Kinder als Beilage deftiges Brot oder Nudelaufläufe.

Auch dunkle Schokolade und ein Gläschen Rotwein gehörten zum Mittelmeer Ernährungsprogramm.

Ich kann mich sattessen mit Gemüse, Fisch und Obst. Verboten ist gar nichts. Wichtig ist die Qualität der Lebensmittel. Heimisches Obst und Gemüse der Saison und Fischsorten, die reich an ungesättigten Fettsäuren waren.

Das Tollste an diesem mediterranen Ernährungsprogramm war, dass unsere ganze Familie verrückt nach italienischem

Essen war. Ich würde also nur einfach aufpassen, weniger Öl, Salz und Kohlehydrate für mich zu verwenden. Insgesamt würde die ganze Familie von diesem gesunden Essen profitieren. Für Paul und die Kinder konnte ich tolle italienische Süßspeisen machen und auch ich musste nicht auf Desserts verzichten. Espresso- Wackelpeter, mit gesundem Zuckerersatzstoff und einem leichten Vanilleschaum oder griechischer Joghurtkuchen mit Zitronenglasur. Ich freute mich aufs Essen und auf die Zubereitung. Dieses Gefühl hatte ich früher nicht wirklich. Früher war es mehr der Druck, als der Genuss. Mehr eine schnelle Befriedigung, als eine langfriste, kulinarische Freude mit Abnehmeffekt.

Das Leben ist ein Überraschungsei!

Am nächsten Tag stand ein Blumenbote vor der Tür. Paul hatte einen wunderschönen Strauß, mit meinen Lieblingsblumen zusammenstellen lassen. Auf der Karte stand:

" Darf ich dich nächsten Samstag zu einem Candle-Light-Dinner einladen?"

Das war die schönste Liebeserklärung meines Lebens. Paul schämte sich nicht für mein Übergewicht, sondern zeigte mir damit, dass er mich liebte, so wie ich war!

Passend zu meiner neuen Ernährung, bei der ich keine Mengen abwiegen musste oder Kalorien zählen, reservierte ich einen Tisch beim Edelitaliener unserer Stadt. Ich rief Stephanie an und fragte sie, ob sie Freitag die Kinder vom Kindergarten abholen könne und bis zum Abend auf sie aufpassen würde.

Dann machte ich einen Termin beim Friseur und Kosmetikstudio. Danach würde ich einen Streifzug durch die Geschäfte machen und mir ein schönes Outfit für Samstagabend kaufen. Ich wollte Paul damit zeigen, dass ich ihm verziehen hatte und, dass er bald wieder eine attraktive Ehefrau haben würde.

Ich genoss den Tag in vollen Zügen. Meine Vorfreude aufs Romantik-Dinner mit Paul, versetzte mich in Hochstimmung. Ich ließ meine Haare in einem Braunton, mit frechen, roten Strähnen färben, die Wimpern und Augenbrauen in schwarz und von der Kosmetikerin ein dramatisches Abend-Make-up zaubern und mir zeigen, wie ich mich am nächsten Tag so effektvoll stylen konnte.

Ich kaufte figurformende Unterwäsche und zwar einen Body, der meine Silhouette straffte. Ich wählte ein langes schwarzes Kleid, aus einem fließenden dünnen Stoff , mit einem wunderschönen langen Umhang. Die Farbe und das Design des Kleides, verwischten meine Konturen und ich sah mit einem Schlag 10 kg schlanker und 10 Jahre jünger aus. Toller glitzernder Modeschmuck und goldene High Heels taten ihr übriges. Paul würde staunen. Er kannte mich, seit unserer Trennung ,meistens nur in Jogging Hosen und Shirts.

Ich hatte ein kleines Vermögen für mein neues Outfit ausgegeben, aber ich war es mir wert, denn nachdem Paul uns verlassen hatte, hatte ich keinen Cent mehr für mich ausgegeben, sondern nur meinen Kindern jeden Wunsch erfüllt. Paul versorgte uns gut, aber ich konnte nicht mit dem Geld endlos prassen. Deshalb hatte ich fast alles, was vom Haushaltsgeld übrig geblieben war, für die Kinder ausgegeben.

Während unserer Ehe hatte Paul immer einen gewissen Geldbetrag, zur freien Verfügung für Dinge, die ich mir persönlich kaufen wollte, auf mein Konto eingezahlt. Das war nach unserer Trennung nicht mehr drin, weil Paul ja eine eigene Wohnung und damit alle Kosten für einen Singlehaushalt hatte.

Ich hatte während der Ehe natürlich nicht alles Geld von meinem Konto ausgegeben. Es war noch ein hübsches Sümmchen übrig geblieben, von dem ich mich jetzt bedienen konnte.

Meine Freundin schrie, als sie mich mit dem neuen Make-up und der neuen Frisur sah und die Kinder sagten: " Du bist so schön, Mama!"

Plötzlich stieg ein Gefühl großer Dankbarkeit in mir auf. Das Leben meinte es wieder gut mit mir. Die dunkle Zeit war vorbei.

Paul hatte sich für Samstag Abend groß in Schale geworfen. Er konnte seine Überraschung nicht verbergen, als er mich sah und sagte: " Du bist wunderschön, Lena! Meine Lena!"

Im Vergleich zu seiner 20-jährigen Ex-Babydoll , war dies bestimmt eine gnädige Lüge, aber die wahre Liebe ist eben stärker, als alles andere auf der Welt.

Der Abend mit Paul war wie ein Märchen. Wir entdeckten uns als Paar wieder neu und waren uns gleichzeitig vertraut, wie langjährige Freunde. Ich erzählte ihm, welche Dramen und Ängste ich durchgestanden hatte. Er hörte mir sehr aufmerksam zu und bat mich immer wieder, ihm zu verzeihen und küsste meine Hände. Wir schmiedeten Zukunftspläne und versprachen uns, für immer zusammen zu bleiben. Wir schworen uns bedingungslose Ehrlichkeit.

Wir waren wieder glücklich, wie vor vielen Jahren. Alles war wieder gut. Ich vertraute ihm und war sicher, dass er es ehrlich meinte. Ich hatte nie aufgehört Paul zu lieben.

Plötzlich griff er in die Seitentasche seines Jacketts und zauberte eine kleine

Samtbox hervor. Er stand auf, kniete sich vor mich hin und fragte: " Darf ich mit dir alt werden, bis dass der Tod uns scheidet?"

Er öffnete die kleine Schachtel und ein wunderschöner Diamantenring funkelt mir entgegen.

" Das sieht ja aus wie ein Verlobungsring!"

"Ja, das ist ein Ge-lobungsring", sagte Paul. " Ich gelobe hiermit, dich niemals mehr unglücklich zu machen!"

Ich musste weinen und die Leute um uns herum lachten und klatschen. Alles war wie in einem superromantischen Liebesfilm. Total kitschig und wunderschön!

Und, als sei das ganze noch nicht verwirrend und traumhaft genug, kam der Kellner mit einer Flasche Champagne an unseren Tisch. An der Flasche baumelte ein Briefumschlag mit einer roten Schleife. Mit zittrigen Fingern öffnete ich den Umschlag. Es war eine Reise nach Capri. "Unsere zweiten Flitterwochen", sagte Paul.

" Aber erst, wenn ich wieder schlank bin", lachte ich und küsste Paul.

Wir sprachen nicht über seine Affäre, denn das war alles gar nicht mehr wichtig. Wir wälzten auch keine Probleme mehr aus meiner schlimmen Zeit ohne ihn, aber ich nahm ihm das Versprechen ab, sollten sich schwierige Probleme ergeben, dass wir uns sofort professionelle Hilfe suchen wollten.

Das Einzige was jetzt zählte, war mein neues Leben mit ihm und den Kindern und natürlich mein neues Leben, mit einer neuen Figur.

Schlank für die zweiten Flitterwochen!

Jeden Morgen marschierte ich los. Durch die Innenstadt, über den Marktplatz zum Stadtpark. Ich freute mich sogar auf meine tägliche Tour. Zuerst schauten mich die Leute komisch an, aber schon nach wenigen Wochen grüßten mich die Markthändler an ihren Obst und Gemüseständen und einige fragten mich sogar, wie viel ich denn schon abgenommen hätte. Manche lachten auch und zeigten mit dem Daumen nach oben.

Für den Rückweg hatte ich mir einen Kaffee Shop ausgesucht, bei dem ich mir jeden Morgen einen Espresso und einen leckeren Nuss Keks, mit dunkler Schokolade gönnte. Auch hier kam ich ins Gespräch und erzählte von meiner mediterranen Ernährung. Die Leute interessierten sich für meine Gewichtsreduzierung und nicht selten erzählte ich von dem schlauen Praxishandbuch, dass mir wie ein Personal Coach, den Weg zu einer neuen Figur gezeigt hatte.

Die Heißhungerattacken und der Druck, zwischendurch zu naschen, waren total verschwunden.

✓ Mein Lerneffekt:

Die Qualität der Lebensmittel ist wichtig. Die Nährkraft eines Bio-Produktes ist um ein Vielfaches höher und gesunde Bioprodukte gibt es schon günstig in jedem großen Supermarkt. Um den selben Gehalt als Lebensenergie zu bekommen, brauchst du von biologisch gesund hergestellten Nahrungsmitteln nicht so viel an Masse. Quantität an Kalorien gegen Qualität an Lebensenergie. Gesunde Vitalstoffe liefern Gesundheit und

Gewichtsreduktion. Im Geschmack ist der Unterschied ebenfalls sehr deutlich. Sogar unseren Kindern ist das aufgefallen." Mama, das schmeckt aber süß und saftig oder Mama, das schmeckt aber "tomatig" oder " kartoffelig".

Ich kochte mich quer durchs Mittelmeer. Alles war schnell und einfach in der Zubereitung. Ich kaufte keine Butter mehr, sondern gesunde Olivenmargarine. Ich würzte mit vielen frischen Kräutern und gerösteten Nüssen. Ich verwendete gekörnte Bio Gemüse und Hühnerbrühe und für die Kinder und Paul schnibbelte ich Schinken und Speck in die Gemüsesuppen. Dreimal die Woche gab es Fisch. Z.B. sizilianische Fischsuppe mit einem Schuss Weißwein oder mageres Fleisch, wie Hühnchen auf Zypernart mit Halloumi Käse.

Die Kinder lieben besonders die kleinen Tapas aus Spanien. Fingerfood, warm und kalt, mit aromatischen Gewürzen, Käse und Harissa. Mini Paprika mit Hähnchen und Dattelfüllung, süß saure Zwiebeln mit Wassermelone und Avocado Füllung oder Cocktailtomaten in Karamell Sud. Zum Süßen verwendete ich keinen Zucker mehr, sondern Agavendicksaft, Birkensirup, Dattelsirup, Reissirup oder Stevia. Dattelsirup war besonders gesund für Kinder, weil es sehr viel Calcium enthält.

Paul mag besonders gerne Salate und die verschiedenen Gemüsetortillas.

Mein Leibgericht sind Sattmacher-Suppen. Paprikasuppe mit Tomaten und Chili aus Ibiza, mallorquinische Gemüsesuppe mit einem Esslöffel Parmesankäse und Fisch Suppen in allen Variationen.

Die neue Kost machte mich nicht nur satt, sondern auch satt-glücklich!

Nach nur vier Wochen waren mehr als 10 Kilo runter und ich passte, mit Luft

anhalten, in Kleider/Hosengröße 46 und
manchmal sogar in 44.

Sechs Wochen später holte ich meine
alten Hosen, Größe 40 wieder aus dem
Schrank. Jetzt hatte mich der Ehrgeiz
gepackt. Jetzt wollte ich wieder, wie als
junges Mädchen, in Stretch Jeans Größe
38 passen. Meine einzige Sorge, war
meine lockere Haut, besonders am
Bauch. Ich machte mir da nichts vor. Die
Schwabbelhaut am Bauch würde nur mit
einer operativen Bauchdeckenstraffung
wieder gut werden. Ich nahm mir vor,
mich genau über die Risiken zu
erkundigen.

Nach zwei Monaten waren auch meine
Blutwerte wieder völlig normal. Mein
Hausarzt sagte:" Alle Achtung! Ich hatte
die Hoffnung schon aufgegeben. Ihre
Gewichtsreduktion ist wirklich ein tolles
Ergebnis. Ich drücke fest die Daumen,
dass es so bleibt. Ich freue mich für Sie,
dass in ihrer Familie wieder alles in
Ordnung ist."

Durch das stramme Laufen jeden Morgen
habe ich Kondition aufgebaut. Die
Hausarbeit geht mir leicht von der Hand
und auch mit den Kindern kann ich jetzt
wieder rumtoben.

✓ Mein Lerneffekt:

Bewegung verbraucht nicht nur
Kalorien, sondern macht auch
glücklich, weil es Glückshormone
im Körper produziert und das
schädliche Stresshormon Cortisol
abbaut. Cortisol verschließt die
Fettzelle und blockierte so die
Abnahme. Das Glückshormon
Dopamin Regel zudem unser
Essverhalten. Eine Vielzahl von
Hormonen wird bei Bewegung
ausgeschüttet. Hormone, die die
Fettspeicherung regulieren, sowie
Testosteron, das den Energielevel
und die Stimmung hebt. Das
sogenannte Hormon Irisin ist als

Power und Schlankheits-Hormon
bekannt.

Gewicht stabilisieren und ohne Jo Jo schlank bleiben. Wie geht das?

Ich mache mir überhaupt keine Sorgen darüber, wie ich mein Gewicht halten kann. Natürlich werden wir bis zum Rest unseres Lebens nicht mediterran essen, aber es gibt jede Menge gesunde Ernährungsformen. Das Ratgeberbuch bietet X verschiedene außergewöhnliche Ernährungsprogramme an. Mir persönlich gefällt z.B. das Shred Programm aus den USA besonders gut. 7 gesunde Mini Mahlzeiten am Tag, die den Blutzuckerspiegel konstant halten und den Fettstoffwechsel auf Hochtouren laufen lassen. Ein Mix aus Obst, Gemüse und Vollkornprodukten, sowie mageren Fleisch und Fetten Fischsorten und Eiern.

Viel gesundes Eiweiß, das Muskeln aufbaut. Auch Kakao ist ein nachweislich hochwertiges, vitalstoffreiches und komplexes Nahrungsmittel. Die Kakaobohne hat viele Antioxidantien und jede Menge Magnesium, Eisen und Chrom. Kakao ist ein Stimmungsaufheller und steigert die Energie.

Die Amerikaner haben tolle Rezepte. Ein Frühstücks Smoothie für die Kinder z.B bestehend aus Schokoladenpulver, Haferflocken, Nüssen und Beeren und für mich ein Kilokiller Smoothie ,der auch gleichzeitig eine schöne Haut zaubert und zwar aus: Gurke, Spinat, Grünkohl, Avocado, Blaubeeren und schokoladigem Proteinpulver. Auch die Frühstücks-Hühnersuppe von Heidi Klum finde ich klasse.

Sogar selbstgemachte Frühstück Shakes aus dem Mixer mit Vanillecreme, Apfel

Schmand, Marshmallows und Sticky Toffee mit Speck lassen, laut einer Studie der Universität in Tel Aviv, die Pfunde purzeln. Vorausgesetzt der süße Shake wird zum Frühstück gegessen.

Mir werden die Ideen ganz sicher nicht ausgehen!

Paul hat einen neuen Posten in der Firma angenommen, der ihm erlaubt, jeden Abend zu Hause zu sein und keine Dienstreisen mehr antreten zu müssen. Wir haben zwar jetzt weniger Geld zur Verfügung, aber das ist gleichgültig. Einmal im Monat nehmen sich Paul und ich unsere "We-Time" als Paar. Meine Freundin macht den Babysitter und Paul und ich wunderschöne Tagesausflüge mit anschließendem Romantik- Dinner. Wir haben unsere große Lebenskrise gemeistert. Was kann uns jetzt noch passieren!

Ich bin stolz auf mich, dass ich es aus eigener Kraft und mit Hilfe meines Abnehm-Guides geschafft habe!

Und ich bin stolz auf Paul und überhaupt auf unser ganzes Leben!

Ich nehme mir jetzt auch öfter Zeit für mich selbst, wenn Paul zu Hause ist. An den Wochenenden dreht sich nicht nur alles um Paul und die Kinder, sondern auch um mich. Es gibt jetzt ein neues Fürsorgeprogramm und das hieß LENA! Es tut mir gut, Dinge für mich ganz alleine zu tun. Ich habe meine feste Selbstfürsorgezeit jeden Samstag und achtete im allgemeinen viel mehr auf meine Gesundheit und mein Aussehen. Diese Zufriedenheit mit mir selbst kommt auch meiner Familie zugute.

Paul unterstützt mich darin und hilft ganz selbstverständlich im Haushalt. Jeden Samstagmorgen geht er mit den Mädchen zum Schwimmen und ich habe

Zeit für mich. Ich drehe meine morgendliche Runde und treffe mich anschließend mit meiner Freundin in der Stadt. Wir klönen, gehen gemeinsam zum Friseur und ich entspanne mich ohne Zeitdruck und Verpflichtungen. Ich koche samstags nicht, sondern bringe immer etwas Leckeres für Paul und die Kinder aus der Stadt mit. Aromatische Vorspeisen und Salate. Alles ist wie früher, nur viiiiel schöner!

✓ Mein Lerneffekt:

Ich habe gelernt, nicht nur Rücksicht auf meine Familie zu nehmen, sondern auch auf meine eigenen Bedürfnisse und Wünsche. Ich habe gelernt zu verzeihen und habe dadurch das größte Geschenk bekommen, das es auf der Welt gibt, nämlich die Liebe. Ich habe gelernt, meinen

Körper wertzuschätzen und
dankbar für meine Gesundheit zu
sein. Ich habe gelernt, barmherzig
zu sein und Mitgefühl für meine
Fehler und für die Fehler anderer
Menschen zu haben.

" Du selbst, genauso wie jeder
andere im ganzen Universum,
verdienst deine Liebe und
Zuneigung!" (Buddha)

Express-Abnehmen mit dem FettCode

Unser Gefühl, dass aus dem Limbischen System kommt, hat immer das erste und das letzte Wort. Wissen allein ist nutzlos. Was letztendlich getan wird, also das, was unser Verstand und unserer Vernunft uns als Vorlage anbieten, sind nur Vorschläge. Letztendlich entscheidet das limbische System, wohin die Reise geht.

Das Bewusstsein ist ein Großrechner ohne Entscheidungsgewalt. Unsere Handlungsgründe werden unbewusste im Limbischen System verhandelt. Unsere Ratio ist immer eingebettet in unsere emotionale Natur. All das habe ich erfahren. Am eigenen Leib und aus dem Buch.

Im Grunde läuft alles auf ein Motiv hinaus, nämlich geliebt zu werden und zu lieben. Deshalb lautet mein FettCode:

- ➢ **F = Fühlen**
- ➢ **M = Motiv**
- ➢ **F = Fühlen**
- ➢ **M = Motivation**
- ➢ **F = Fühlen**
- ➢ **A = Action**

Worin unterscheiden sich nun Motivation und Motiv?

Welche Motive stecken hinter dem, was wir tun, also welche augenscheinliche Gründe? Was motiviert uns, sprich welche Kraft ist es, die uns zu einer Handlung bewegt?

Die Motivation ist der Prozess selbst und das Motiv ist der konkrete Auslöser der Aktion.

Mein Motiv abzunehmen, war der Wunsch mit Paul und den Kindern wieder eine liebevolle und heile Familie zu werden. Außerdem wollte ich als Frau wieder begehrt werden. Ich wollte mich gesund, fit und attraktiv fühlen. Das gab mir die starke Kraft, mein Ziel und meine

Träume zu verwirklichen. Meine unterdrückten und nicht gefühlten Emotionen waren gelöst und damit auch der körperliche Stress mit seinen physiosomatische Beschwerden. Dieser Selbstheilungsprozess der Liebe und Selbstliebe hat mir neue Lebensenergie gegeben.

Es ist für jeden von uns von entscheidender Bedeutung, die eigenen eingesperrten Emotionen zu erkennen.

Merke: du solltest nicht erst abnehmen, um dann glücklich zu sein, sondern du solltest dich glücklich fühlen, um dann natürlich schlank zu werden! Die Gefühle, in guten und im schlechten, sind die wichtigste Hilfe oder können die größte Blockade beim Abnehmen sein.

Deine Gedanken und Gefühle bestimmen das Ziel. Deine Gefühle bestimmen das, was du tust. Einsamkeit, Angst und das Gefühl abgelehnt worden zu sein, haben mich dick bleiben lassen. Die positiven Impulse der Liebe und Hoffnung, haben meiner Selbstwirksamkeit einen riesengroßen Schub gegeben. Das Gefühl durchhalten zu müssen, dass ich bei allen anderen Abnehmversuchen hatte, war vollkommen verschwunden. Ich hatte mir bei allen Schlankheitstorturen Druck über den Kopf gemacht und dieser Druck hatte in meinem Unterbewusstsein emotionalen Gegendruck erzeugt.

Heute freue mich aufs Laufen, aufs Kochen und aufs Essen. Ich freue mich jeden Tag auf mein Leben. Es ist schön wieder schlank zu sein, aber am schönsten ist es, dass Paul mich liebt und unsere Familie gesund und glücklich ist. Mein FettCode ist gleichzeitig also mein Emotionscode.

Fazit: ohne positive Gefühle abnehmen zu wollen ist, wie in einem Auto mit angezogener Handbremse zu fahren. Unsere Gedanken rufen unsere Gefühle hervor und umgekehrt. Unsere Gefühle bestehen aus der Situation in der

Außenwelt, über unsere Gedanken in dieser Situation und unserem daraus resultierenden Gefühl und Handlungen. Heute weiß ich, dass die beste Motivationsquelle die Liebe ist und der feste Glaube an sich selbst. So schafft man jedes Ziel ohne Anstrengung. Verdrängte Emotionen lassen sich langfristig niemals unterdrücken, sondern machen krank.

Alles was geschieht, hast du vorher gefühlt, gedacht oder gesagt. Ein Lebensgesetz lautet: alles, was du dir vorstellen kannst, kannst du auch in die Wirklichkeit rufen. So wie du heute lebst, hast du gestern gedacht. Diese Weisheit stammt aus dem buddhistischen Lehren. Deine Gedanken und deine Gefühle sind die Kraft, die dein Leben verändern.

Wenn du in Liebe für deine Wunscherfüllung brennst, kommt der Rest von alleine. Je stärker dein Gefühl ist, desto stärker ist auch die Motivation und die Angst vor einem Misserfolg verschwindet. Deine tägliche Begeisterungsgröße bestimmt die Größe deines Erfolges. Ob 10, 20 , 30 Kilo oder mehr, du hast es in der Hand und vor allen Dingen im Gefühl!

Jeden Tag kann das Wunder geschehen und du begegnest deinem Traummann oder dir wird dein Traumjob angeboten. Bitte nimm jedes schöne Ereignis in deinem Leben als Motivation und halte dieses positive Gefühl fest. Sei lebendig und nutze deine kreative Freiheit, um dir gutes zu tun. Mit einem guten Gefühl schaffst du jede Veränderung! Schaffe dir immer wieder Situationen, von denen du genau im Vorfeld schon weißt, dass sie sich erfolgreich abschließen lassen und dich glücklich machen. Das können einfache Dinge sein, wie einmal durch die Stadt rennen, die Wohnung putzen oder Blumen auf dem Balkon pflanzen. So zündet das Belohnungszentrum in deinem Gehirn die Ausschüttung von Glückshormonen an. Außerdem bilden sich neue Verknüpfungen im Gehirn als Reaktion auf deine guten Erfahrungen und Tätigkeiten.

Vorfreude ist die schönste Freude, sagt der Volksmund. Also freu dich auf deine schlanke Figur. Deine Vorfreude baut Stresshormone ab und stärkt dein Immunsystem. Dein Körper produziert Glückshormone und diese stoppen wiederum den Appetit. Fokussiere dich und trainiere deine positiven Eigenschaften.

In Hoffnung, Liebe, Neugier und Dankbarkeit zu leben, macht glücklich und schafft die besten Voraussetzungen abzunehmen. Das ist eine sich selbst verstärkende Aufwärtsspirale, von der du täglich profitieren kannst.

So, jetzt hast du aber lange genug auf die tolle mediterrane Schlankheitskur gewartet. Zuerst die Grundlagen der mediterranen Kost und dann die Rezepte aus vielen Ländern. Viel Spaß und viel Erfolg beim Nachkochen.

Grundlagen der mediterranen Küche und meine Lieblingsrezepte.

Die mediterrane Küche schmeckt nach Urlaub und ist Lebensfreude pur. Die gesunde Kochkultur rund um das Mittelmeer umfasst die Länder: Italien, Frankreich, Spanien, Nordafrika, Griechenland, Türkei und den Orient.

Zu den Grundlagen der Ernährung gehören sonnenreife Früchte und Gemüse (möglichst in Bio Qualität) würzige Olivenöle, frische Kräuter, Knoblauch, Meersalz, frische Meeresfrüchte und mageres Fleisch.

Wichtig ist auch der aromatische Balsamico-Essig, den es in vielen Qualitäten und Preisen gibt, sowie Nüsse, Parmesan Käse, Mozzarella und Gorgonzola Käse und frische Salate.

Typisch für die italienische Küche ist die beliebte Pizza und die Nudelgerichte.

Bei dem mediterranen Schlank und Gesund-Ernährungsprogramm ist praktisch nichts verboten. Sogar ein Gläschen Rotwein zum Essen kann man genießen.

Ich möchte hier nicht nur die typisch italienischen Gerichte, die uns allen bekannt sind vorstellen, sondern auch superschnelle und besonders leckere Rezepte aus Frankreich, Spanien, Griechenland und dem Orient.

Aus dem Orient:

Kurkuma Pfannkuchen mit Fleischbällchen:

Zutaten:

Eine Zwiebel, eine rote Chili oder Chilipulver, ein Bund Koriandergrün oder Petersilie, 150 g Hartweizengrieß, Salz, 1

Teelöffel Kurkuma Pulver, eine halbe Salatgurke, 100g Mango-Chutney oder Saure Gürkchen und Zwiebeln, 2 Esslöffel Olivenöl.

Zubereitung für den Teig:

Die Zwiebeln fein würfeln, die Chilischote längs halbieren und die Kerne entfernen, Chili fein hacken, den frischen Koriander oder Petersilie mit den Stielen hacken.

Den Hartweizengrieß mit dem Salz und dem Teelöffel Kurkuma mit 300 ml kaltem Wasser verrühren. Zwiebeln, Chili und die Kräuter unterrühren.

Die Salatgurke halbieren, entkernen und raspeln. Mit dem Chutney oder den Pickels verrühren.

 Öl in der Pfanne erhitzen und mit einer Kelle die Hälfte des Teiges zu drei Portionen in die Pfanne verstreichen. Die Pfannkuchen 3 bis 4 Minuten backen, bis die Unterseite leicht gebräunt ist. Dann die Pfannkuchen wenden und weiter 2 Minuten backen.

Zutaten und Zubereitung der Fleischbällchen:

300 g Mett, 1 Eigelb, Öl, ein Teelöffel Harissa, ein Esslöffel Sesamkörner, ein Bund Frühlingszwiebeln, eine Scheibe Toastbrot, Salz und Pfeffer, ein Esslöffel Milch.

Alles miteinander gut vermischen und durchkneten. Mit geölten Händen zu 12 Fleischbällchen formen. Die Fleischbällchen mit Sesam bestreuen und rundherum acht bis zehn Minuten braten.

Orientalischer Hähnchensalat

Zutaten und Zubereitung:

Zwei Hähnchenbrustfilets, Salz, 1 Teelöffel Ras el Hanut Gewürz, 4 Esslöffel Olivenöl, eine Handvoll Mandeln, 8 Esslöffel Orangensaft, einen Salat deiner Wahl am besten Radicchio, 200g Möhren, eine Handvoll frische Minze und

Petersilie, 1 Teelöffel Senf, 1 Teelöffel
Honig, Pfeffer.

Den Ofen auf 180° vorheizen. Die
Hähnchenfilets mit Salz und dem Russell
Hanut würzen. Das Öl in der Pfanne
erhitzen und die Hühnchen Filets darin
jeweils eine Minute von beiden Seiten
anbraten. Die Filets in eine Auflaufform
geben und in den heißen Ofen auf
mittlerer Schiene 12 Minuten garen. Die
Mandeln im Bratfett der Filets anrösten,
herausnehmen, den Bratensatz mit
Orangensaft und 4 Esslöffel Wasser
ablöschen und kurz aufkochen. Abkühlen
lassen.

Den Salat putzen, waschen und in
mundgerechte Stücke pflücken. Die
Möhren schälen und in dünne Stifte
schneiden. Die Kräuter grob hacken. Den
Orangensaft mit Senf, Honig und dem Ras
el Hanut Gewürz würzen. Mit Salz, Pfeffer
und zwei Esslöffel Öl verrühren. Die
Hähnchenfilets nach dem Garen 5
Minuten ruhen lassen. Den Salat, die

Möhren und Kräuter mit der Hälfte des Branchenfonds mischen. Die Hähnchen in Scheiben schneiden. Mit den Mandeln auf dem Salat anrichten und mit dem restlichen Fond beträufeln und servieren.

Aus Spanien:

Bunter Vorspeisenteller (besonders bei den Kindern beliebt!)

Zutaten und Zubereitung:

6 Scheiben Sauerteigbrot, 2 Eier, 40 g geschälte Mandeln, 2 Esslöffel Öl, Paprikapulver edelsüß, eine Handvoll Koriandergrün frisch, acht Esslöffel kaltgepresstes Olivenöl, 250g rote und grüne Spitzpaprika, 100g Manchego Käse, 2 reife Tomaten, vier Scheiben Serrano-Schinken, Sardellenfilets, schwarze Oliven, grobes Meersalz.

Die Eier hart kochen, abschrecken und pellen. Die Mandeln in einem Esslöffel heißem Öl bei mittlerer Hitze goldbraun rösten. In einer Schüssel mit dem Paprikapulver und dem Meeressalz mischen. Die Koriander Blättchen fein hacken und mit zwei Esslöffel Olivenöl mischen.

Die Paprika putzen, halbieren und entkernen. Die Hälften quer in 1 cm breite Streifen schneiden. 4 Minuten bissfest braten. Die Paprika salzen und pfeffern und beiseite stellen. Den Manchego Käse entrinden und In 3 mm dünne Scheiben schneiden.

Die Brotscheiben in der Pfanne rösten oder unter dem heißen Backofengrill. Die Brote etwas abkühlen lassen. Die Tomaten waagerecht halbieren und die oberen Schnittflächen der Brote mit dem Tomatenfruchtfleisch einreiben. Die Brote in 4 Stücke schneiden.

12 Brotstücke mit kaltgepresstem Olivenöl beträufeln, mit dem Salz bestreuen und je nach Geschmack mit dem Schinken und den Mandeln belegen. Auf die anderen Brote die hartgekochten

Eier verteilen und die Sardellen darauf
legen. Mit Koriander Öl beträufeln. Die
restlichen Brotstücke mit Manchego Käse
und dem gebratenen Paprika und den
schwarzen Oliven belegen.

Grüne Sommer Gazpacho

Zutaten und Zubereitung:

Eine grüne Paprikaschote, eine hellgrüne
Spitzpaprika, eine Salatgurke, 100 g
Staudensellerie, nach Geschmack eine
kleine Fenchelknolle, 50 g altbackenes
Brot, eine grüne Pfefferschote, 2
Knoblauchzehen, 4 Stiele glatte Petersilie,
drei Esslöffel Olivenöl, eine Handvoll
zerstoßenes Eis, zwei Esslöffel
Weißweinessig, 2 Esslöffel Limettensaft,
grobes Meersalz, Pfeffer und Zucker.

Paprika putzen, vierteln und entkernen.
Die Gurke schälen und in sechs
Gurkenstreifen halbieren. Sellerie und
Fenchel putzen. Gemüse und Brot in

grobe Stücke schneiden. Die Pfefferschote längs halbieren, entkernen und in Stücke schneiden. Den Knoblauch schälen. Die Petersilienblätter von den Stielen zupfen. Und das Gemüse, Brot, Pfefferschoten, Knoblauch, zwei Drittel der Petersilie, zwei Esslöffel Öl, 100 ml Wasser und das Eis in einen Mixer geben und fein pürieren. Die kalte Suppe mit Essig, Limettensaft, Salz, Pfeffer und einer Prise Zucker abschmecken. Gazpacho mit restlicher Petersilie und Gurkenstreifen anrichten. Mit Salz und Pfeffer bestreuen und mit einem Esslöffel Olivenöl beträufeln.

Nudelgerichte die nach Strand und Sonne schmecken.

Aus Frankreich:

Caesars Pasta

Zutaten und Zubereitung:

Zwei Eier, zwei Knoblauchzehen, zwei Sardellenfilets, zwei Esslöffel Olivenöl, eine kleine Chilischote, ein Kopf Römersalat, 400 g Nudeln nach deiner Wahl, drei Esslöffel Semmelbrösel, ein Esslöffel Worcestersauce, 50 g geraspelte Parmesan, Zitronensaft, Pfeffer.

Die Eier hart kochen, abschrecken, pellen und grob hacken. Zwei Knoblauchzehen grob hacken. Die Sardellenfilets und den Knoblauch mit zwei Esslöffel Olivenöl pürieren. Eine rote Chilischote entkernen und fein hacken.

Den Kopf Römersalat bis zum Strunk in 2 cm breite Streifen schneiden. Waschen und trocken schleudern.

Die Nudeln nach Packungsanweisung in reichlich Salzwasser garen. Eine Pfanne erhitzen und das Knoblauch-Sardellen Öl darin bei mittlerer Hitze 30 Sekunden andünsten. Die Chilischote und die fünf Esslöffel Semmelbrösel dazugeben und kurz andünsten. Den Salat in der Pfanne erhitzen, bis er ein wenig

zusammengefallen ist. Den Esslöffel
Buttersoße, Zitronensaft und Ei
dazugeben. Alles in einer Schüssel mit
den abgetropften Nudeln und dem
Parmesan mischen und mit reichlich
Pfeffer bestreuen.

Aus Italien:

Schnelle Thunfisch Nudeln

Zutaten und Zubereitung:

Eine große Zwiebel, 1 Esslöffel Olivenöl,
eine Knoblauchzehe, eine Dose
Pizzatomaten, zwei Teelöffel Chiliflocken,
200g Nudeln nach deiner Wahl, eine Dose
Thunfischfilets in Öl oder frischen
Thunfisch, Basilikum.

Die Zwiebeln fein würfeln und in einer
Pfanne in Öl glasig dünsten.
Knoblauchzehen dazu pressen und kurz
mitdünsten. Pizzatomaten und
Chiliflocken zu geben und offen
aufkochen. Bei kleiner bis mittlerer Hitze

15 Minuten weiter kochen lassen.
Inzwischen die Nudeln nach
Packungsanweisung in Salzwasser
kochen. Die Thunfischfilet in einem Sieb
abtropfen lassen. Die Filets grob
zerpflücken. Die Blätter vom Basilikum
grob zerzupfen oder den getrockneten
Basilikum in die Tomatensoße geben. Die
Tomatensoße mit Salz und Pfeffer
abschmecken. Die Nudeln abgießen und
tropfnass mit der Soße mischen.
Basilikum und Thunfisch unterheben.

Aus Spanien:

Nudelauflauf mit Wurst

Zutaten und Zubereitung:

250 g Fusilli oder Nudeln nach deiner
Wahl, Salz, 100 Gramm Choriso spanische
Wurst oder eine andere, sehr würzige
Wurst deiner Wahl, 120 g Gouda Käse,
400 g Tiefkühlgemüse Mischung z.B.
Ratatouille, vier Eier, 600 ml Milch, 2

Esslöffel Edelsüßpaprikapulver, Pfeffer,
Butter für die Form.

Die Nudeln nach Packungsanweisung in
Salzwasser garen. Die Wurst und den
Käse in feine Scheiben schneiden und in
eine Schüssel geben.

Eier und Milch mit einem Esslöffel
Paprikapulver verquirlen, mit Salz und
Pfeffer würzen. Eine Minute vor Ende der
Garzeit die Gemüse Mischung zu den
Nudeln geben. Alles abgießen und gut
abtropfen lassen. Mit den Zutaten in der
Schüssel und einem Esslöffel
Paprikapulver mischen. Auf ein gefettetes
Backblech oder in eine flache Auflaufform
geben, die Eier Milch gleichmäßig
darüber verteilen und im heißen Ofen bei
190 Grad, auf der untersten Schiene 15
Minuten backen.

Als leidenschaftlicher Suppenkasper stelle
ich dir hier die köstlichsten

Schlanksuppen, aus Frankreich,
Griechenland, Türkei und Italien vor.

Aus Frankreich:

Ofen-Fischsuppe

Zutaten und Zubereitung:

200g festkochende Kartoffeln, eine
Fenchelknolle (wer Fenchel mag!), eine
Zwiebel, 2 Knoblauchzehen, 100 g
Möhren, 2 Esslöffel Öl, Salz und Pfeffer,
150g Tomaten, 300 ml Gemüsebrühe,
100 ml Weißwein, 500 Gramm
gemischtes Fischfilet, zwei glatte Stiele
Petersilie, eine Handvoll Krabben, ein
Schuss Pernod (wer es mag!).

Die Kartoffeln schälen, längs halbieren
und in einen halben cm dicke Scheiben
schneiden. Den Fenchel in Scheiben
schneiden. Die Zwiebeln würfeln, den
Knoblauch zerdrücken, die Möhren
schälen und schräg in Scheiben
schneiden, dann alles in einen Ofen

festen Topf oder einer tiefen Pfanne mit
Öl mischen, salzen und pfeffern. Im
vorgeheizten Ofen bei 200 Grad auf der
mittleren Schiene 15 Minuten dünsten.
Die Tomaten waschen, würfeln und
untermischen. Die Gemüsebrühe
dazugeben und weitere 15 Minuten
garen. Wein nach 10 Minuten zu gießen.
Den Fisch putzen, eventuell entgräten
und in mittelgroße Stücke schneiden. Mit
den Krabben auf das Gemüse legen, mit
Salz und Pfeffer würzen und 8 bis 10
Minuten mitgaren. Nach 5 Minuten mit
etwas Brühe aus dem Topf begießen. Mit
Petersilie bestreuen und mit dem Schuss
Pernod würzen.

Rindfleischsuppe aus der Provence für
den Sonntagstisch.

Zutaten und Zubereitung:

3 Pfund Rindfleisch, 10 Esslöffel Olivenöl,
drei Teelöffel getrocknete Provenzalische

Kräuter, 350 g Zwiebeln, zwei große Knoblauchzehen, grobes Meersalz, 250 ml Rotwein, 300g Perlzwiebeln, ein Bund Basilikum, ein Esslöffel Pinienkerne, 100 g schwarze Oliven, 150 g kleine Strauchtomaten, Pfeffer, ein Esslöffel getrocknete, essbare Lavendelblüten (wenn du das magst)

Das Fleisch in 3 cm große Würfel schneiden, mit zwei Esslöffel Olivenöl und zwei Teelöffel getrockneten Kräutern verrühren. Die Zwiebeln in feine Streifen schneiden. Die Knoblauchzehen mit Meersalz in einem Mörser zerreiben. In einem Bräter 3 Esslöffel Olivenöl erhitzen.

Das Fleisch salzen und in 2 Portionen im Bräter, bei starker Hitze anbraten. Fleisch aus dem Bräter nehmen. Zwei Esslöffel Olivenöl zu geben und die Zwiebeln darin 5 Minuten braten. Mit Rotwein ablöschen und einkochen lassen. Einen Teelöffel Knoblauchpaste einrühren, das Fleisch zugeben und mit 300 ml Wasser auffüllen.

Den Fleischtopf im vorgeheizten Ofen bei 180° auf der untersten Schiene zwei bis zweieinhalb Stunden zugedeckt garen. Die Perlzwiebeln pellen. Nach einer Stunde die Perlzwiebeln dazugeben. In den letzten 30 Minuten das Fleisch offen garen.

Die Basilikumblätter zupfen und die Pinienkerne in einer Pfanne ohne Fett rösten und abkühlen lassen. Basilikum, Pinienkerne und die restliche Knoblauch Paste mit 6 Esslöffel Olivenöl kurz pürieren. Die Oliven abtropfen lassen, die Tomaten von den Stielen zupfen und beides 15 Minuten vor Ende der Garzeit zum Rindfleisch geben.

Den Bräter aus dem Ofen nehmen und das Rindfleisch auf dem Herd aufkochen lassen. Mit Salz, Pfeffer, den restlichen Kräutern und getrockneten Lavendelblüten würzen. Mit Brot servieren.

Aus Griechenland:

Griechische Joghurt Suppe

Zutaten und Zubereitung:

Eine Knoblauchzehe, 200g Salatgurken, 400g griechischer Joghurt, zwei Esslöffel Zitronen, Salz und Pfeffer, eine Tomate, 100g Fetakäse, eine Handvoll frische Pfefferminz, zwei Esslöffel Olivenöl.

Knoblauch vierteln, die Gurke schälen, zwei Drittel der Gurke grob hobeln. Die übrigen Gurke halbieren, die Kerne herauskratzen und aufbewahren. Den Knoblauch, Gurkenwürfel, Kerne und Joghurt in eine Gefäß geben, mit dem Mixstab fein pürieren. Mit Zitronensaft, Salz und Pfeffer würzen. Kalt stellen.

Die restliche Gurke in kleine Würfel schneiden. Tomate vierteln, entkernen und ebenfalls in kleine Würfel schneiden. Fetakäse zerbröseln und mit Gurken und Tomaten würfeln mischen. Mit Pfeffer würzen. Die Minzblättchen abzupfen und grob hacken. Die kalte Suppe mit der Gurkenwürfeln und Minzblättern bestreuen. Mit Olivenöl beträufeln.

Aus Italien:

Cremige Bohnensuppe mit Parmesan und Mozzarella

Zutaten und Zubereitung:

2 Kilo frische dicke Bohnen oder 2 große Dosen weiße Bohnen, Salz, 80 g Schalotten, eine Knoblauchzehe, 100g Kartoffeln, 2 Esslöffel Wermut, 1 Teelöffel Butter, 700ml Bio Gemüsebrühe, 2 Esslöffel Schlagsahne, Pfeffer, 100 g Mozzarella Käse, 2 Esslöffel geriebenen Parmesankäse, acht Kirschtomaten, ein TL Bio-Zitronen Schale fein gerieben.

Die dicke Bohnen in kochendem Salzwasser kurz blanchieren. In ein Sieb gießen, abschrecken und abtropfen lassen. Die Bohnenkerne aus den Häuten lösen oder die weißen Bohnen aus der Dose abschütten und abtropfen lassen. Knoblauch fein würfeln. Die Kartoffeln schälen und in ca. 1/2 cm große Stücke schneiden.

Die Butter erhitzen, Schalotten und Knoblauch darin glasig dünsten. Kartoffeln dazugeben und weitere 2 Minuten dünsten. Mit Wermut ablöschen und mit Gemüsefond und der Sahne auffüllen. In die Bohnen dazugeben und offen bei mittlerer Hitze 10 Minuten leise kochen lassen. Mit Salz und Pfeffer würzen. Den Mozzarella gut abtropfen lassen, trocken tupfen und in 3mm dünne Scheiben schneiden. Die Kirschtomaten ebenfalls in 3 mm dünne Scheiben schneiden.

Die Suppe mit Salz, Pfeffer und Zitronenschale würzen und mit dem Mixstab sehr fein pürieren. In vorgewärmte Schalen füllen und den Mozzarella, geriebenen Parmesan und die Kirschtomaten dazugeben.

Aus der Türkey:

Türkische Linsensuppe

Zutaten und Zubereitung:

150 g rote Linsen, eine Kartoffel, eine
Karotte, eine rote Paprika, fünf
Cherrytomaten, eine kleine Chili, eine
Zwiebel, eine Knoblauchzehe, 50 g Butter,
1 Liter Bio Gemüsebrühe, eine Zitrone, 5
Teelöffel Paprikapulver, 20 g Petersilie
zum Garnieren, Salz und Pfeffer,
Zitronenabrieb zum Garnieren.

Die Kartoffel, Karotte, Zwiebel und den
Knoblauch schälen. Das Gemüse mit der
Paprika in mundgerechte Stücke
schneiden. Die Tomaten halbieren.
Knoblauch und Chili fein hacken. Die
Hälfte der Butter in einem mittelgroßen
Topf schmelzen. Die Zwiebeln dazugeben
und glasig anschwitzen. Den Knoblauch,
Chili, Tomaten, und die Paprika mit der
Karotte und der Kartoffel hinzugeben.
Etwas Paprikapulver und die Linsen

dazugeben. Die Gemüsebrühe hinzufügen und für ca. 15 Minuten köcheln lassen.

Für die Kinder bitte alle Gerichte ohne Alkohol kochen.

Hier zwei tolle italienische Kinder-Desserts, die himmlisch schmecken:

Tiramisu Bambini:

Zutaten und Zubereitung:

4 Scheiben Zwieback, 4 Esslöffel Quark, 2 Esslöffel Mascarpone, 200 ml Apfelsaft, 200g Apfelkompott oder Himbeermus oder Erdbeermus, etwas geriebenen Zwieback.

Die Zwiebacke werden mit dem Apfelsaft Getränk, bis sie schön weich sind. Den Apfelkompott oder dieselbe Menge an kleingeschnittenen Äpfeln (oder Himbeeren/Erdbeeren) und die Mascarpone gut miteinander vermischen.

Dann den Quark unterheben. Nun kommen die Dessert Gläser zum Einsatz. Den Zwiebackbrei in ein Glas schichten, dann die Creme darüber und dann wieder von vorne, bis ihr oben angekommen seid. Nach Belieben den krümeligen Zwieback oder Kakaopulver darüber streuen.

Und für die Erwachsenen: Espresso Sorbet mit Zabaione und Schokolade:

Zutaten und Zubereitung:

175 g Zartbitterschokolade, 150 g Zucker, 50 g Kakaopulver, 50 ml Espresso, zwei frische Bio Eigelb, 25 g Zucker, 40 Milliliter Weißwein.

Für das Sorbet die Schokolade hacken. Den Zucker, Kakao und 450 ml Wasser in einem Topf unter Rühren bei mittlerer Hitze 5 Minuten köcheln und dabei öfter umrühren. Den Topf vom Herd ziehen. Espresso und Schokolade in den Topf geben und schmelzen und dabei ab und zu umrühren. Abkühlen lassen.

Etwa die Hälfte der Sorbetmasse in vier kleine Gläser oder Espressotassen zu ¾ füllen und den Rest auch in Gläser oder in einem leeren sauberen als Behälter füllen. Zugedeckt ca. 3 Stunden einfrieren. Kurz vor dem Servieren für die Zabaglione Eigelb, den Zucker und Wein in einer Rührschüssel und im heißen Wasserbad mit dem Schneebesen des Gerätes 8 Minuten zu einer weißen, dicklichen Creme aufschlagen. Die Zabaione warm oder kalt auf das Schokosorbet geben.

Schlusswort

Ich hoffe, dass du mit meinem Motivations- Glücks- FettCode auch so schnell und gesund abnimmst und Spaß dabei hast! Alles Liebe und Gute und ein glückliches Leben wünsche ich dir!

Quellennachweis:

Buchtitel : Schlank auf Bestellung von Redumedicare Meds ,

665 Seiten, bei amazon.

Impressum

Das Werk einschließlich aller Inhalte ist urheberrechtlich geschützt. Der Nachdruck oder die Reproduktion, gesamt oder auszugsweise, sowie die Einspeicherung, Verarbeitung, Vervielfältigung und Verarbeitung mit Hilfe elektronischer Systeme, gesamt oder auszugsweise, ist ohne schriftliche Genehmigung des Autors, der Autoren, untersagt. Alle Übersetzungsrechte vorbehalten.

Die Inhalte dieses Buches wurden anhand von anerkannten Quellen recherchieren und mit hoher Sorgfalt geprüft. Trotzdem übernimmt der Autor Strich Autoren keinerlei Gewähr für die Richtigkeit und Vollständigkeit der bereitgestellten Informationen. Haftungsansprüche, welche sich auf Schäden gesundheitlicher, materieller oder ideeller Art beziehen, die durch die Nutzung oder Nichtnutzung der dargebotenen Informationen bzw. durch die Nutzung fehlerhafter und unvollständiger Informationen verursacht wurden, sind grundsätzlich ausgeschlossen, sofern seitens des Autors Strich der Autoren kein nachweislich vorsätzliches oder grob fahrlässiges Verschulden vorliegt. Dieses Buch ist kein Ersatz für medizinische und professionelle Beratung und Betreuung.

www.ingramcontent.com/pod-product-compliance
Lightning Source LLC
Chambersburg PA
CBHW070841250726
48662CB00003B/1312